U0037675

我的生命只剩下一年

羅癌其實是一件幸運的事

the last year

朝日俊彥 / 海老名卓三郎 著

『對於前往死後世界的旅程，我已有了萬全的準備。
我也會親身實踐我提倡至今的離世之姿，面帶笑容、滿心喜樂地邁向往生。』

一位負責臨終醫療的專門醫師
獲知自己罹患癌症，
剩餘壽命最長也可能只有一年時，
他如何用平靜喜樂的心境，
積極面對未完的人生！

國家圖書館出版品預行編目(CIP)資料

我的生命只剩下一年：罹癌其實是一件幸運的事 / 朝日俊彥, 海老名卓三郎作；林珉萱譯. -- 初版. -- 臺北市：信實文化行銷, 2014.09
面；　公分 ——（What's being）

ISBN 978-986-5767-35-8（平裝）

1. 癌症　2. 通俗作品

417.8　　103016324

What's Being

我的生命只剩下一年：罹癌其實是一件幸運的事

作者　朝日俊彥（ASAHI TOSHIHIKO）、海老名卓三郎（EBINA TAKUSABURO）
翻譯　林珉萱
總編輯　許汝紘
副總編輯　楊文玄
編輯　黃暐婷
美術編輯　楊詠棠
行銷企劃　陳威佑
發行　許麗雪
出版　信實文化行銷有限公司
地址　台北市大安區忠孝東路四段 341 號 11 樓之三
電話　（02）2740-3939
傳真　（02）2777-1413
網址　www.whats.com.tw
E-Mail　service@whats.com.tw
Facebook　https://www.facebook.com/whats.com.tw
劃撥帳號　50040687 信實文化行銷有限公司

印刷　上海印刷廠股份有限公司
地址　新北市土城區大暖路 71 號
電話　（02）2269-7921

總經銷　聯合發行股份有限公司
地址　新北市新店區寶橋路 235 巷 6 弄 6 號 2 樓
電話　（02）2917-8022

著作權所有・翻印必究
本書文字非經同意，不得轉載或公開播放

2014 年 9 月 初版
定價　新台幣 330 元

© Toshihiko Asahi 2014
Traditional Chinese Translation ©HAPPY SCIENCE 2014
Original Japanese language edition published as 'Gan No Shiawase Na Ukeirekata'
by IRH Press Co., Ltd. in 2010.

© Takusaburo Ebina & Toshihiko Asahi 2014
Traditional Chinese Translation © HAPPY SCIENCE 2014
Original Japanese language edition published as 'Korede Gan Ga Kowakunakunatta'
by IRH Press Co., Ltd. in 2007.

All Rights Reserved.
No part of this book may be reproduced in any form
without the written permission of the publisher.

更多書籍介紹、活動訊息，請上網輸入關鍵字 華滋出版

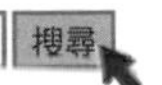

第一篇　幸福地接受癌症的方法——朝日俊彥

第二篇　這麼想，癌症就不再可怕

原出版序

二〇〇九年十二月三十日，本篇的作者朝日俊彥醫師因癌症身故。

朝日醫師是臨終醫療的專門醫師，他對於癌症患者百分之百地告知罹癌病情，因而知名於日本全國。

現今若能早期發現、早期治療，癌症是有痊癒的可能性，因此告知病患罹癌是理所當然的事，然而朝日醫師是從二十幾年前開始，就徹底地將罹癌消息告知患者。

並且，他還持續透過電視、廣播、講演、寫作等等，將「癌症是一種幸運的疾病」、「若是罹癌的話，即可笑著往生」等等非常積極的話語，傳達給人們。

朝日醫師的話語，鼓舞了眾多癌症患者以及其家人，讓那不幸的代名詞「癌症」給人的印象，一點一點地改變為比較光明的一面。

那般的朝日醫師，得知自己罹患癌症是二〇〇八年九月。從那時開始，與癌症搏鬥一年多的生活中，直到身故之前，他一直持續診療患者、進行演講活動。並且，他透過自己也是身為癌症患者，越來越加深「癌症是一種幸福的疾病」之信念，抱持著唯獨自身同為患者才有的說服力，一天都未休息，持續向更多的人們傳遞自身的想法，直至身故。

可以說他將自己當作是範本，告訴人們的確是可以笑著往生的。

本書第一篇的內容是朝日醫師在發現罹癌之後，至身故約一年期間，朝日醫師親自寫下的病狀的經過，以及每個關鍵點時自身的心境，所以這是朝日醫師的遺作。

當想到沒有辦法在看到朝日醫師那充滿溫暖的笑容，真的是感到非常寂寞，然而我們無限希望，蘊藏在本篇當中朝日醫師的話語，今後能緩解人們的癌症之苦，以及安撫為死亡感到恐懼的心情。

幸福科學出版 編輯部

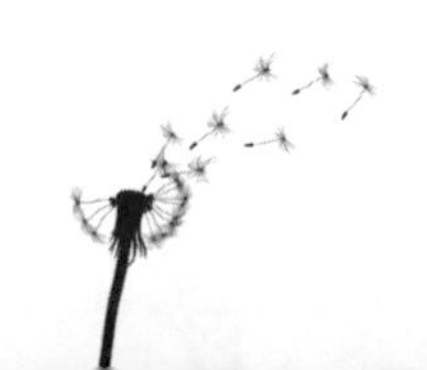

第一篇

幸福地接受癌症的方法

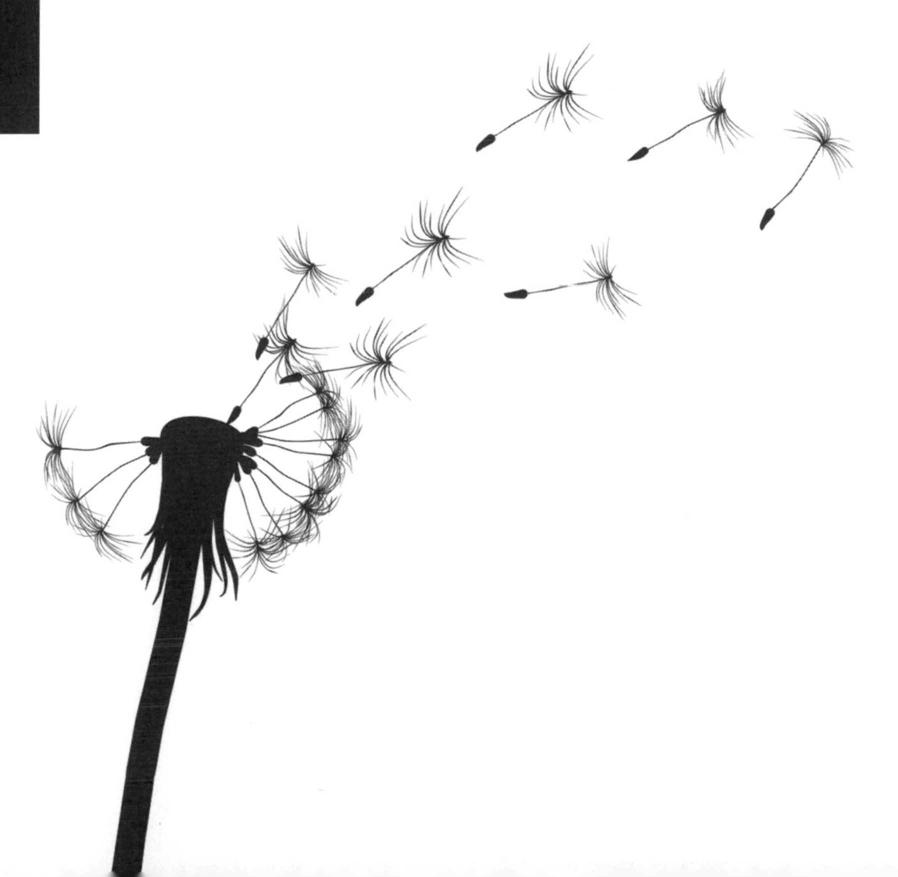

第一篇 前言

敝人身為末期醫療的專門醫師，長年以來，竭力減緩患者面對癌症的憂慮與恐懼。在日本尚未普及將罹癌消息告知患者前，我就已經向患者告知癌症病狀，並且苦心於協助患者其後的生活與治療。沒預料到的是，我自己也在二〇〇八年罹癌。診斷判定我僅存不超過一年的壽命，然而從那之後，我一邊接受治療，同時堅持持續站到醫療的第一線，至今已過了一年又兩個月。現今的我，日日吟味著自己前往來世的日子逐漸逼近之心境。

癌症躍升日本國人死因第一名已有多時，且年年居冠。僅僅「癌」這個字，就足以讓患者心生恐懼，乃至志氣消沉、失去生存意志。不過旁人眼中的我，似乎與一般人的印象有所差異。這也難怪，畢竟我以「死前該做的事」等為題，戮力於眾多演講會中。

於是我興起提筆的念頭，藉由說明從癌症發病至今為止的心路歷程，向讀者分享我面對癌症的心態，以及對疾病與死亡的看法，並談談掌握幸福的訣竅。

一般來說，癌症的治療方法會有數種，通常是在理解各自的優缺點之後，由當事人自行選擇要採取哪一種方法。有時候需要考量到自己的年齡及家裡成員的狀況。即便由主治醫師認定為最好的治療方法，對患者來說，也不一定是最適合的。理解所有的可能性後，用自己的方式調查資料、與家人商量，自行選擇治療方法是最建議的流程。這麼一來，之後決定治療方針時，由於已充分瞭解「自己的人生觀」，進行判斷時才不會猶豫不決，面對醫師所提出的治療選項，能比較容易選擇。我認為這樣能讓患者免於在其後之治療期間內懷抱疑慮。

本書恐怕將是我生涯最後一本著作，我於執筆時全心投入，期望透過平淡描繪自身經歷，讓讀者能夠理解於患病期間真正支撐我自己的是怎樣的人生觀。

人生在世，任誰均是以幸福為目標過生活。若是大家能透過我寫在書裡的體驗，察覺到即使面對病情仍然可能獲得幸福的事實，我就很滿足了。

二〇〇九年十二月　朝日俊彥

第一章 Chapter 1 萬般想不到自己會罹癌

於夏威夷察覺異狀

二〇〇八年九月，為了一場很早就說定的演講，我來到夏威夷。一踏出檀香山機場，紅色扶桑花映入眼簾，立刻便有了來到南方島嶼的真實感。

身為泌尿科的主治醫師，我同時致力於患者居家之末期照護。再加上我很早便開始向患者告知癌症，說我是「協助踏上死亡歸途的醫生」也不為過。也因此我有非常多的機會，透過演講等不同場合，向他人闡述個人的生死觀、心與身體的關係、提早讓患者得知罹癌之重要性，乃至發病之後的應對方法等。

我每年演講次數超過一百次，全部加總起來或許能輕鬆超過一千次吧？另外像是參與廣播節目或電視節目，甚或執筆書籍的經歷也不少。當時前往夏威夷，也是系列演講活動的其中一環。

初次造訪夏威夷，同行的朋友帶著我搭上遊艇，一邊欣賞夕陽、一邊享用美味的料理。不僅欣賞到檀香山的壯闊美景，還接受簡單指導、隨著樂曲跳了一段草裙舞，於演講前度過一段非常愉快的時光。

辭去泌尿科主任一職，離開服務多年的香川縣立中央醫院後，為實現促進社區末期醫療之心願而開立診所，至今恰好開業滿一年。診所營業初期，收支總是不平衡，著實讓我擔憂了好一陣子。隨著來看診的人日漸增加，診所的經營狀況也慢慢步上軌道。在平順地迎向開業一週年的此般心境下，夏威夷之行自然令我感慨滿懷。

異狀發生在我回到飯店、沖過澡、寫完日記、躺上床準備就寢的時候。我的腹部右側出現疼痛感。試著變換姿勢也沒有好轉。痛楚甚至隨著每次呼吸而增強，逼得我只能輕淺地吸氣與吐氣。

「這可麻煩了。」當時我想。

之後試著磨擦腹部，並針對疼痛的地方進行指壓，仍然沒有改善的跡象。照這個樣子，肯定無法完成來到夏威夷的預定目標。隔天原本已排定一場久違的高爾夫活動，只好取消預約、好好休養。為求能以萬全的狀態參加演講會，非得想辦法減緩痛楚才行。這是我當時唯一的想法。只是無法判別疼痛的原因，加上身處他鄉，難免有些不安。但我還是吞下帶在行李裡的止痛藥，勉強入睡。

回想起來，約從七月下旬左右，左側腹就開始出現異樣感。不過並未影響到食慾，平日的排便狀況也很正常，原本只想著要找個時間照胃鏡而已。

緊接著八月時，出現類似夏季感冒的輕微咳嗽症狀。我仍然未多留意，繼續前往各地參加演講會。

時間來到演講當日。約莫一小時的時間，我在臺上談論度過幸福人生的重要性，以及該如何面對生老病死，以安心走完人生之路。多虧聽眾的捧場，座無虛席的會場充滿歡欣沸騰的熱絡氣氛。順利達成任務的充實感，讓我帶著安穩的心情踏上歸途。

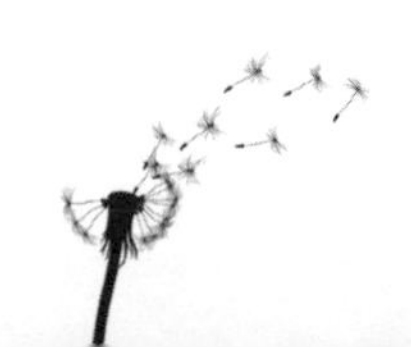

「醫生的手，好像特別熱呢！」

回國後，診所同仁認為我的咳嗽不尋常，便進行了胸部的X光檢查。內科的M醫生定睛凝視著X光片，接著表示看起來沒有什麼大問題。離開前與護理人員們握手致意，互相交換著「幸好」之類的語句時，對方說了一句：「醫生的手，好像特別熱呢！」順勢測量體溫得到的結果是三十七點七度。

「有點微熱，謹慎起見，作一下血液檢查吧！」

藉由抽血後的初步檢驗，得知有發炎的現象及貧血狀況。內科的醫師表示「平時太勉強自己的身體了，早點回家休息吧！」於是我返家，用過晚餐，吞下退燒藥就寢。當晚全身發汗到睡衣都溼透了。

隔天適逢春分假期，我騎著腳踏車出門執行延宕了幾天的家庭出診。晴朗的陽光逼出汗水，我明顯感到疲憊，食慾不佳，明明覺得肚子餓，但一看到飯菜便直覺知道自己絕對吃不了多少。即使舉筷用餐，也只能勉強吃掉一半的份量。

再隔天，兩天前的血液檢查報告出爐，反應肝功能的指數頗為異常。經由內科醫師的指示，一早再度抽血進行檢驗。當時自己覺得精神已經好上許多，檢驗結果應該也會改善；沒想到事態不如預期，第二次的結果比前次更惡化。內科醫師也感到很驚訝，並表示：「請讓我作肝臟超音波檢查。」

「至今看診時有被點出過什麼問題嗎？」

「滿四十五歲時作過全身健康檢查，只有肝內結石的狀況而已。」

「結石是有，除此之外還有疑似血管瘤的徵狀。請盡快安排電腦斷層攝影（CT）檢查。」

「這個病不適合用『我會加油』這種台詞」

內科醫師不容置喙地替我預約好大醫院的CT檢查。於是隔天午休時，我請護士開車載我到醫院，負責的是一名放射線科的K醫生。

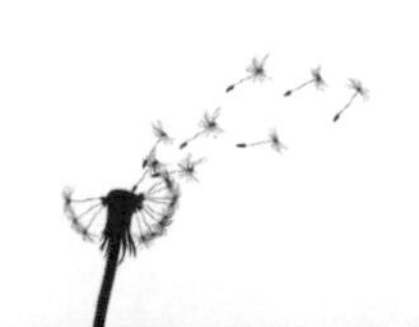

「CT之前，先重作一次肝臟超音波吧！」

我聽從吩咐躺上檢查床。醫師似乎用超音波診斷了整個腹腔。結論仍然是「肝臟似乎有異常」。

接著進行CT檢查。至今為止，數不清自己替多少患者作過電腦斷層攝影的檢查，自己受檢倒還是第一次。檢查室的牆面繪有海豚及大魟魚自在悠游的圖樣，非常漂亮，使我感到心境平穩。

「……情況很糟糕。」

K醫生表情嚴峻，躊躇一會兒後才開口如是說。

望向呈現於螢幕上的掃瞄結果，可以察覺我的肝臟上有好幾處陰影。樣子看起來很明顯是「癌」細胞轉移。

我在心中輕呼一聲「真是幸運」！

讀者或許會問，這怎麼會是幸運呢！？詳細理由我之後會慢慢解釋，敬請期待。

K醫生移動畫面以改變顯示的區域，另外可見胃壁的厚度也極不尋常，並有大幅度的凹凸起伏。不待醫師說明診療結果，我已十分明白那代表什麼意思。

「狀況頗為惡劣。想必是胃癌轉移到肝臟。目前還沒有腹腔積水的症候，但仍然需要立刻進行治療。」

K醫生立刻幫我與香川縣立中央醫院的S醫生取得聯繫。S醫生之後也繼續擔任我的主治醫師。幸運的是，S醫生正好是我大學同學。他在電話那頭，耐心與我多方討論，提供不小的助力。最後我頻頻致謝並與K醫生握手道別，同時表示「我會加油的」之後，K醫生回道：「這個病可不適合用『我會加油』這種台詞啊！」雖然他這麼說，我仍然口頭感激他的細心診療，帶著資料回家。

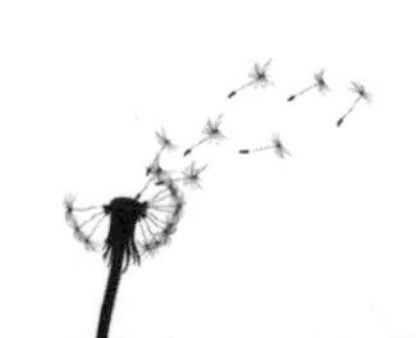

醫療人員構成的家庭，對話總是直截了當

同一期間，妻子一直在家裡引頸期盼我的歸來。我向她傳達診斷結果，她的態度頗為冷靜，同時也考慮著將來的事情。

「估計還有多少壽命呢？」她這麼問。其實尚無法肯定，不過我仍以自己的想法回覆她：「從片子看起來，好的話三年，不好的話只剩三個月都有可能。」

晚餐之前的短暫時間，我在床上躺了一會兒。還在唸小學的孫子正用「化為千風」一曲在練習彈鋼琴，聽說將在校慶的合唱表演上負責伴奏。「千風是吧……」，我不禁輕哼著歌詞，融入旋律之中。

用過晚餐後，家人聚集在一起，針對我患病的事進行討論。議論最多的是關於診所的事；身為院長的我壽命縮短，而診所才剛上軌道，今後的營運方面該怎麼處理等等。另外也討論了終究要面臨的葬禮事宜，主祭該由誰擔任、喪禮該怎麼安排等。

一般來說，這類家庭會議的氣氛常會陷入灰暗氛圍，不過我們家裡的人反而露出

偏明朗的表情。

「一個人睡那麼大一間寢室，感覺有點寂寞呢！」

當妻子淡淡地如此表示之後，懷著孩子與我們同住的長女是這麼回應的：「媽，明年春天妳就會多個孫子了。如果妳願意陪孫子一起睡，我會很感激的。」

此般的一來一往，我想讀者們或許會感到驚訝吧！其實這是因為，目前住在家裡的妻子及兩個女兒均擔任醫師（妻子原本是內科醫師，長女是婦產科醫師、小的則是精神科醫師）。再算上長女的丈夫，同為醫師（泌尿科醫師），排行老三的女兒則是護士。因此在聽聞我的狀況後，家裡沒一個人感到慌亂，所有人都理所當然似地接受事實。從一般人的角度來看，說不定會覺得這是個奇特的家庭呢！

若是家人因自己患病的消息而感到沮喪，會難以釋懷。反過來說，能夠與家人開誠佈公地討論死亡，心情反而輕鬆許多。

能夠讓我們一家人在這樣的氣氛下思考各種事情，甚至研究應對方法，可謂是癌症值得感恩的一面。今天要是把癌症換成腦中風，勢必無法有如此餘裕。若是就此半

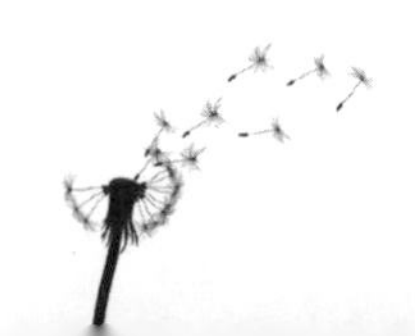

身癱瘓，連話都沒辦法好好說，恐怕後半生都難以擺脫這樣的不自由。反觀癌症，就算剩餘的壽命僅有短短一年，也有機會認真思索，有哪些是自己必須在這段期間裡完成的事。

讓自己僅剩的時光過得有意義，這正是我多年來持續試著傳達給患者們的意念。

我從昭和五十八年（西元一九八三年）開始告知患者癌症病況，之後還會再深入說明，總之當年的日本幾乎沒有人會誠實對患者道出罹癌一事。不過在美國，一般的觀念認為，正確傳達癌症病況對患者有益，業已普遍進行癌症的告知。因此我自己作功課，一邊摸索、一邊著手執行。

我通常會用以下的角度切入；

「說不定你命中就是注定要在這個年紀碰上一場大病。你能有的選項大概不出『癌症』、『心臟病』或『腦中風』這幾個。我們一起冷靜地考量看看哪一個比較好吧！如果是心臟病，發作後的治療稍有拖延，現在搞不好已經沒命了。然而你得的卻是癌症。換個角度想，也可以說成是抽到一個幸運的病籤呢！治癒後便可活跳跳地過日子；即便惡化，也不是馬上會過世，有機會好好利用剩下的時間。」

如同我一直以來向患者所勸說的，在我自己被診斷出罹患癌症後，我也立刻開始思索該怎麼善加利用剩餘的時間。

「爸，我沒有孕婦用的喪服唷！」

「不如以你最想作的事為優先吧？」

長女很清楚我的病情，並給我如是建議，非常感謝她的這句話。

雖然有很多很多想要完成的事，也不能太貪心。診所開業週年才剛過沒多久，繼續堅守職位，直到診所營運安定下來為止，是我眼下最重要的作業。原本就打算好，未來要讓長女夫婦繼承這間診所；不過事業才剛起步，還是希望多少能替他們倆人減輕負擔。

除了診所的工作之外，其他時間要用在什麼地方呢？這部分的安排將隨著我的體

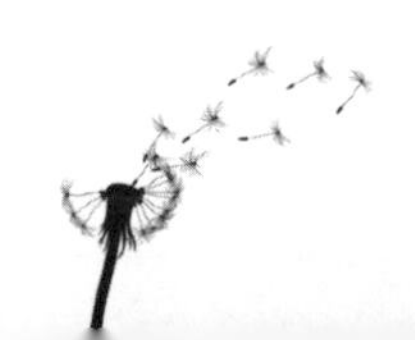

能狀況而改變，於是我決定在Ｓ醫生告知治療計劃之後再作打算。

隔天，我向事務長、家人以及協助診所事務的所有工作人員說明病況，接著一起討論之後診所工作的計劃。

我說：「我個人的想法是盡量不住院，並且繼續手邊的工作，也打算以此為基礎，去跟主治的Ｓ醫生討論。」長女對此表示贊成，事務長也認為這樣比較好。順利達成共識，便預計於兩天後的回診時，聽完Ｓ醫生的說明後，再麻煩他幫我以此目標進行調整。

我生病的消息很快地傳到幾個人的耳裡，妹妹與好友驚訝不已，似乎還因此而說不出話來。家人之間則依然開門見山，更直接觸及我的死期，例如「爸的癌症已經末期，預後（醫學用語，「預期」之意。表示手術或病狀的恢復狀況及可期待之改善）不樂觀，剩餘壽命最長只有一年……」

對我的病情，家人似乎已作好最壞的打算。身為醫師，常認為若將病情想得太過樂觀，萬一事與願違時，患者所受到的打擊反而更大。所以預測病況時總有偏悲觀的傾向。

而我自己，在被宣告病名之後，心情卻是平靜到不可思議的程度。

對於自己的死，沒有一絲「害怕」的情緒，而是用「在這個世上的壽命稍微縮短了一些」的方式來理解。實際上，即便感到悔恨或遺憾也是於事無補，我反倒是挺心平氣和的。

某一次，我在工作時，長女突然輕聲地說。

「爸，我沒有孕婦用的喪服唷！」

她肚裡孩子預產期是二〇〇九年四月。

「好歹要跟孫子見上一面吧！」她接續著說。

「好啦！我知道啦。」

試想半年後的日子，覺得有那麼一點遙遠。

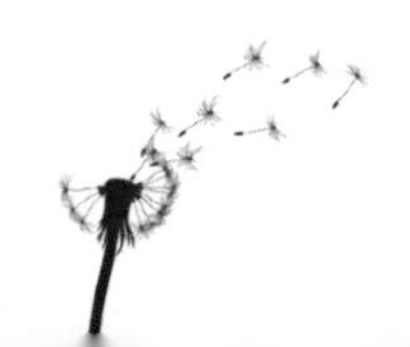

進行門診治療，工作照常進行

時間來到找S醫生回診的日子。醫生看著上次拍的CT片表示：「肝臟有大範圍的梗塞發生。大概是有什麼東西塞住血管了吧！」

主治的S醫生一邊移動CT的顯示畫面，一邊如是說。原來如此，血液沒有正常流通，肝臟的大部分區域都有血管梗塞的狀況。在夏威夷時發生的右側腹疼痛，想必也是因為當下產生梗塞狀況；我馬上作出此般結論。「梗塞如果不是發生在肝臟，而是在腦部的話可就慘了呢！這或許可說是不幸中的大幸。」之後跟女兒們討論時，我也有提出這般見地。

S醫生接著說：「病情有點嚴重，不過朝日先生應該也很掛心診所的情況，先盡量抽時間進行門診治療吧！」我最擔心的正是診所的未來，因此S醫生的這番話令我宛如放下心中大石。只不過，從另一個角度來說，同時也表示我的病情已經來到無法進行手術的地步。

我回到診所，繼續進行下午的門診工作。我一如往常地與患者們談天，大家也像平常一般，對我說：「醫生看起來總是這麼有精神呢！真令人開心。」而我也微笑著回應：「謝謝。」與患者們話家常的同時，心底也微微湧起一股複雜的情緒。

時至夜晚，全家人都聚集在餐廳。長女夫婦加上三個小孩與我們兩個老人家住在一起。排行第二的女兒當時與丈夫一起住在隔壁棟。擔任護士、單身的老三也跟我們住在一起。兒子還是大學生，同樣住在隔壁棟。

全家人很自然地全住在同一塊建地裡，要說稀罕可能也算是蠻少見的情況吧！十點過後，女婿負責磨咖啡豆、煮咖啡。大家一起配著享用蛋糕。以前我通常也會加入，不過現在當然是不能再吃了。大家一邊說著：「讓爸爸看著我們吃，不好意思囉！」然後津津有味地吃著。

女兒們更談論著，希望明天照胃鏡的檢查結果可以早點出來之類的話題。她們以看似無所謂的態度聊著。光是想到她們是在體貼我，胸口便湧出一股暖意。

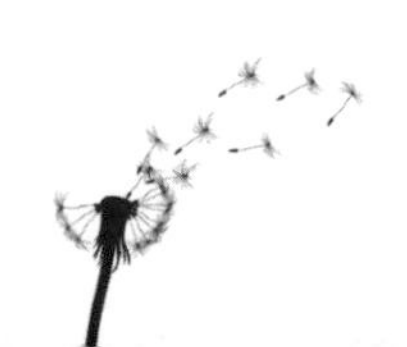

體重持續下滑

隔天，針對兩個有些可疑的地方進行活組織檢查（切下一小片組織），於出血之處進行止血，胃部的內視鏡檢查就此結束。檢查期間，護士輕輕拍著我的肩膀，使我不安的情緒減輕不少。

負責檢查的醫師針對鏡頭所拍攝的畫面一一說明。

「這個部份的組織應該已經壞死。」

胃裡有一塊看似一堆淤泥的東西，佔據面積頗大。一般來說，癌細胞急速生成時，會促使附近的血管再生，以便盡量取得成長所需的營養。不過若是血管再生的速度不夠快，就算是癌細胞也是會死掉的。那堆淤泥周圍連著凹凸不平的黏膜，並微微隆起。這確實是癌細胞造成的狀態，明顯到連我都能判斷得出來。兩個活檢切片似乎就是從這一區塊取下的。

回到家後，我如實向家人報告：「病理檢查的結果還沒出來，不過幾乎可以肯定是胃癌了。S醫生說『若為胃癌，預後並不樂觀』。」接著全家共同討論如何能盡量維持診所的運作、同時有效率地接受抗癌治療。

那一陣子開始，食慾大幅降低，每天洗澡前量體重也只看到數字一個勁兒的下降。以前有過試圖減肥的經驗，當時怎樣都不會減少的體重數字總讓人沮喪；現在則是每次站上去，數字都會往下掉。情況來到這個地步，反而令人不禁想著：也不用掉那麼多吧！很難純粹地感到開心。

晚上睡覺的發汗症狀也未有停歇，越來越難順利熟睡。

壽命僅剩一年？

作完超音波、CT、胃鏡等檢查，終於來到要前往聽取主治醫師的S醫生宣告今後治療方針的日子。講來或許有些任性，今天仍預定再次向醫生請託「請盡量安排能讓我繼續在診所工作的治療方法」，家裡的人亦均一致同意這個方向。女兒夫婦也抽

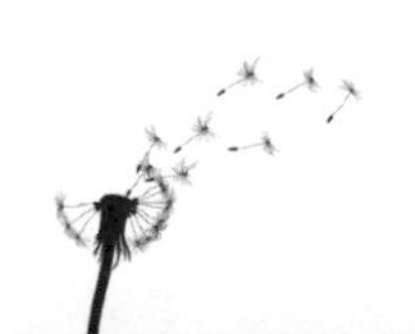

空陪同。

「我們會好好拜託醫生的。」

夫妻倆如是說。我一直都很不擅長提出反對意見或是堅持自我意向。所以要是被醫生說「就照這樣治療吧！」極可能一句「我明白了」便老實接受。女兒們為此感到掛心。有長女在場的話，就能仰賴她毫無顧忌地向主治醫生提出疑問，甚至請醫師配合我們的需求做安排。

前幾天內視鏡檢查所採之組織的病理檢驗結果出爐，確實是胃癌沒錯。整體的狀態則是「胃癌且已轉移至肝臟」。

接著，S醫生重複前一次的預測並表示預後不樂觀，即便投以抗癌藥物，剩餘壽命最長也只有一年。我得在僅僅一年的時間內，將該處理的事情全數解決掉，我的立場可謂是火燒屁股。

S醫生所提出的治療計劃也如之前所言，確定暫時盡量以門診治療方式進行。具體作法則是服用抗癌藥物三週，之後停藥兩週。期間同步點滴注射另一種抗癌藥物；考慮到可能的副作用等情況，Ｓ醫生還是比較建議住院打點滴。

另外亦考慮過免疫治療的可能性。只不過，想要在老家高松繼續照顧診所的話，執行上確有其困難之處。我認為Ｓ醫生所提的治療方針是我比較能夠負荷的。

很巧合地，第一次的點滴注射的日子正好遇上禮拜六，於是我請院方替我安排週五入院、週六打點滴、週日出院的行程。

回到家後，向妻子說明治療計劃，並立刻服用抗癌藥物。我心想著如果這個藥有效，就能讓我的病情好轉，很自然地便以感謝的心情吞下這一劑藥。妻子問我「感覺如何？」副作用原本就不會即刻出現，我也回應：「沒事啊！」

「對胃癌來說，至今一直自由自在地成長，今天突然遇上抗癌藥物衝進體內，大概飽受驚嚇吧！」

「原本宛如活火山的病情，可以變成休眠火山就好了！」妻子接著說。承蒙此般的對話，對於開始服用抗癌藥物一事，我沒有一般常見的悲壯感情，反倒多了期待的樂趣。

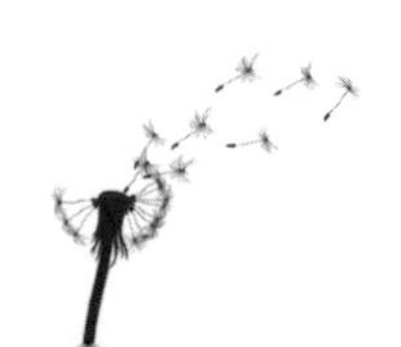

促使我關注末期醫療的契機

成為正式醫師時，我選擇泌尿科；實際開始關心末期醫療則可追溯至從昭和四十七年（西元一九七二年），也就是自醫學院畢業，還在實習醫師的階段。當年初次與末期患者面對面的經驗，至今仍難以忘懷。

那位癌症患者已病入膏肓，當事人與其家人都很明白死期將近。主治醫師則奮力執行各種延命治療，又是打點滴、又是補充氧氣的。由於患者的病情已惡化到無計可施的程度，我對延命治療的方式感到疑惑，而向主治醫師表示：「能否就此收手呢？」結果對方非常生氣地說：「你在說什麼蠢話！？當然要拼死地幫助他才對呀！」但是情況已是無力可回天，再怎麼治療也幫不了患者，只是徒增他的痛苦而已。我一直想著「非得做到這個地步不可嗎？」而無法感到認同。

其後，許多前輩們也都告誡我，身為醫師就是得用上所有可行的手段來拯救患者的性命。關於這個做法的議論也是到近年才開始高漲，在當時，延命治療是理所當然的處置；不必詢問或傾聽患者的意願與期望，逕自認定努力延長患者壽命就是最佳的對策。待患者過世後，對著留存世上的患者家屬們道歉，吐露著「非常抱歉，我們能力不足」之類的言語。

在這個風氣之下，我逐漸描繪著理想的死亡；「如果明顯無法可救的人，應該放棄進行治療，專注於抑制痛楚。剩下唯一該作的，就是努力讓患者安穩地離開這個世界。這才是對當事人最好的做法吧？」我如是想。

於安寧病房的邂逅

數年後，我在前往歐洲及美國視察期間，明白到死亡其實亦可視為壽命的一個階段，人類可以選擇以自然的狀態面對死亡，這給了我很大的啟發。並且在視察過美國、加拿大、澳洲、乃至歐洲的安寧病房時，看到病房內的人們，全都態度安穩且放鬆、滿臉笑容地過著日子，使我大感震驚。

尤其是在美國某個安寧設施裡遇見的某位女性患者，她的笑容給我留下特別深的印象。這位患者得的是肺癌，只剩大約一週的壽命。當我們告訴她，我們是來自日本的醫療團隊時，她以非常燦爛地笑容對我們說道：「I am happy!」（我很幸福！）我當下十分意外。眼前這名患者不僅滿溢著幸福感，甚至準備了這麼棒的笑容來迎接自己的最後一刻！她的姿態如此美麗，幾乎顯得聖潔。我不禁有感「這正是我等最當努力構築的末期醫療的形態」。我深切希冀自己所接觸到的患者們，也能以此般心境與最棒的笑容，踏上前往來世的旅程。同時我自己也該致力建構出，足以營造患者們此般狀態的末期照護方法。

那間安寧設施最讓我佩服的，就是所有人員的態度都極其開朗一事。由於每天照顧及面對的都是逐漸走向死亡的對象，稍微再多些嚴肅感覺也很正常的；然而她們的言行全都非常正面。當我問她們：「妳最重視的事物是什麼？」對方則極為簡明地回答我：「愛」。或許與基督教之教義在該國根深蒂固有關吧？她們似乎都相信，愛能夠包容一切事物。

實際上，當有神父或牧師來到患者床邊，唸聖經給他們聽時，也讓我覺得患者們的心確實受到療癒。我深刻體會到，日本的安寧設施裡，對應這般精神上照護的專家人數極少，我們國家的安寧照護實在還有許多可以改進的空間。

見習過美國的安寧病房後，我明確地建立起自己想達成的目標。那就是盡力緩和患者對死亡的恐懼。從那之後，我持續不斷地鑽研與探究，試著藉由告知癌症病情及致力後續之照護，以醫師的身份，協助患者們順利踏上前往來世的旅程。

第二章 Chapter 2 切身體驗癌症患者之經歷

癌症是「幸運」的疾病

「沒想到，我竟然會罹癌！？」說實話，這樣的驚訝自然是有的；那麼為什麼，我在看到電腦斷層掃瞄結果時會認為「真幸運」呢？

我從很早之前就開始養成轉換念頭的習慣，以期許自己面對逆境或苦惱時，能不過度沮喪。這麼一來，即便遇上一些輕度的困難，以積極角度去思考，將其認知為「幸運」的事情，就可以更輕鬆地跨越這些麻煩事。因此我在得知自己罹患癌症時，也透過同樣的方法，開朗地將其視為一種好運。

現實總是嚴峻；胃癌合併肝臟轉移的病況，很難期待能有多長的剩餘壽命。即使如此，不必接受手術一事仍然令我感到安心。

即便是接近末期的胃癌，大部分情況也都容許執行手術。至今我目睹過許多患者在接受手術之後，飽受痛苦、無法進食、終日反胃等各種狀況，所以得知自己的治療計劃不包含動手術，只需服用抗癌藥物時，很自然地就產生了幸運的心境。同樣是病至末期才發現的狀況，比起因手術而經歷苦楚，這樣的我反而有機會把握體能尚佳的時光，完成自己想作的事，甚至還能獲得作好充份心理準備的時間。

實際上，癌症也確實是一種幸運的疾病。

我的病歷上寫著「腫瘤栓塞」，意思是癌細胞形成的血塊堵住血管導致肝臟受損，造成身體不小的傷害。要以病名表示的話就是「肝臟栓塞」。而且癌細胞形成的栓子似乎塞住了肝臟裡蠻粗的一條靜脈。我體內的癌細胞就是這麼強勢，我所面臨的情況之嚴峻亦可得知一二。

夏威夷的那一晚，右側腹痛到睡不著時，我曾有過「什麼狀況才有辦法痛成這樣？」的疑問，想必肝臟栓塞就是發生在那個時候吧！

但是話說回來，如果我得的不是癌症，而是心臟或腦部的缺血性症狀（動脈因硬

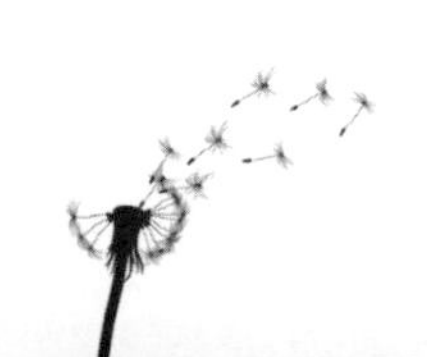

化而無法正常供給血液，造成內臟損傷的病徵。亦為心肌梗塞及狹心症患者常見之併發症），我將立刻失去工作能力。更有甚者，難保我不會就此喪命於夏威夷，或是陷入半身不遂或言語障礙的情況下，我也同樣無法再繼續工作。然而我的腹痛原因只是癌細胞轉移而形成的肝臟栓塞，即便已屆末期，也不會馬上斷絕性命。也能推測出「至少能撐個三個月吧？」這麼一來，就能好好利用這三個月，整理遺物或是處理繼承的問題等，也能多方安排或是訂定各種計劃。這當然是件好事。善加利用剩餘的這段時間，即可免除對許多人造成困擾的情況，自己能安穩地離世的可能性亦大幅增加。

生病、罹癌也是沒法控制的事。不願接受這個事實而想要抱怨，卻也沒有人能夠責怪。但透過轉換自己的想法或思考角度，把罹癌視為不幸中的大幸，對我來說，癌症就變成一件幸運的意外了。

如何克服對死亡的恐懼！？

說到這裡，讀者們或許會對於我完全不恐懼「死亡」一事，感到不可思議。實際上，我心底早已沒有一絲對死亡產生恐懼的念頭。我並不是成天想著要死，我還有很多想作的事，還未能替世間產生貢獻就要離開，我也覺得非常遺憾。

一般來說，人被放到與死亡近距離的立場時，總是會先關注該如何與對死亡的恐懼感相處。害怕因罹癌而過世的人，其中想必也有人害怕著，死前肉體將承受的煎熬與痛楚。

然而在現代的醫療技術之下，這並不難解決。在開始治療之前，都能與主治醫師仔細商量治療方向；舉例來說，癌症造成的痛楚可以靠嗎啡緩和。這麼一來，幾乎能將對痛感的恐懼降到近於零。

我認為要克服對死亡的恐懼，最重要的一點，是要相信還有死後的世界。

如前所提及，即便得知自己罹患末期癌症，我還是能保持心情平靜，這是因為我

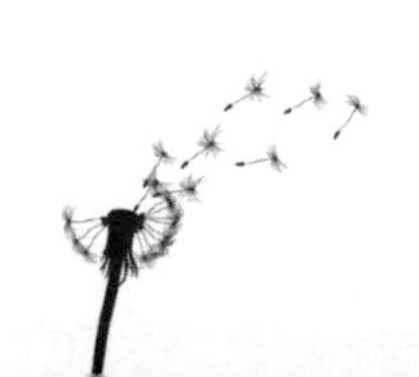

擁有以下的生死觀。

人並非僅是肉體，肉體只不過是個乘物，人的本質是「靈魂」。靈魂是永遠不會消失的。本來，人保有自己的個性，生活於靈魂世界，透過輪迴轉世，人反覆轉生於靈界與世間之間，以期許磨練並提升自己的靈魂。

因此，所謂的死亡，只不過就是前往來世。肉體死後，靈魂將回到另一個世界繼續存在，回到那與自身心境相符的世界。只要心想能夠在那裡與早先踏上旅途的家人或親戚們重逢，亦能在靈界開始嶄新的生活，死亡應該也不再是那麼值得恐懼的事。

要與死亡坦誠相對，這般以來世是真實存在為前提的「靈性人生觀」是不可或缺的。反觀現代醫學所提倡的價值觀卻如此唯物論調：人類僅存在於這個世界，靈魂這種看不見的東西不可能為真，死者在火葬場被焚燒後就只剩骨灰……。從這樣的世界觀來看，死亡終將成為一個失敗的結局。而一個只顧著忌諱並逃避死亡的醫療人員，無法真正拯救身陷死亡苦楚的患者。

人們的體貼滲入心底深處

某一天傍晚時分，女婿的執勤單位，也就是岡山大學附設醫院泌尿科的醫局長來電。由於我病情如此，為求盡早讓對方作好心理準備，之前有透過電子郵件傳達關於我身體的詳細狀況。如果我快不行了，女婿可能需要辭去大學醫院的工作，接管診所。對醫院來說，恐怕將因女婿臨時離職而產生不便。然而醫局長卻極為善意地對我說：「有什麼困難，請別介意，儘管說。」給予我很溫暖的鼓勵言語。

因為有許多人的支持，才有今天的我——我的內心不禁充滿如是感恩的情緒。

身體健康、精神飽滿的時候，自己什麼事都做得來，很容易有「總之先靠自己努力」的想法。但在確定罹患重病後，才深刻感受到自己依靠著許多人的幫助才能順利地活到現在。更開始懂得感激他人的善意，內心十分歡欣，坦率地接受他人的援助。

診所依舊有許多患者來看診，我也為此懷著無盡的感謝。屬下們很努力工作，同時掛念著我的病情，不時對我說「請別太勉強自己」。

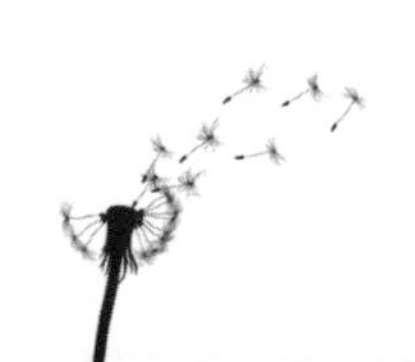

我也沒抱持著短時間內一決勝負的心態，持續工作的同時也很照顧自己的身體。由於已開始服用抗癌藥物，用餐的份量減半。體重仍連續下落，但不特別感到疲憊。胃部一帶時有沉重感，但也不是非常嚴重，只是不太吃得下而已。

於此時期，接到岡山大學附設醫院泌尿科的教授親自打來的電話。他特別來電表達對我病情的關心。

「我會盡力提供可能的援助。」聽到他這麼說，我感謝滿懷到不禁流下眼淚。從某個角度來說，從辭去公立醫院的職位，自己開診所當開業醫師以來，我獨自奮鬥至今。眼下聽聞如此充滿溫情的話語，一句感謝也不足以道盡我的心情，內心想要報恩的念頭越來越強大。待我病情穩定之後，務必為大家貢獻己力以度餘生；我深深地如是感慨著。

連舉筷的意願都沒有

在自己家裡，與眾多家人圍著同一張桌子用餐，不僅熱鬧且愉快。讚嘆著兒孫們的好食慾，光是欣賞他們大口吃飯的樣子就很令人開心。

只是我坐在桌邊時，總是沒什麼動作。開始服用抗癌藥物後，連拿筷子的意願也沒了。妻子常問我「有沒有什麼想吃的菜？」我完全給不出答案。總是喝點味噌湯、吃點小菜，再加上水果就結束掉一餐，體力自然也隨之下降。

要說我完全不會感到憂慮，就是謊話了。但是能夠享受與家人歡聚、熱絡對話的時刻，而且情緒也很穩定，已足以讓我產生喜悅之情。

度過這般的日子，來到十月十日，我預定住院三天兩夜，開始正式接受抗癌藥物的治療。入住的香川縣立中央醫院是我之前長年任職的地方。從未想過自己會有以患者身份入院的一天，負責的護士非常詳盡地替我說明治療過程。

晚餐時間，長女說著「爸爸一個人吃飯應該很寂寞吧！就讓我坐陪吧！」一邊擺

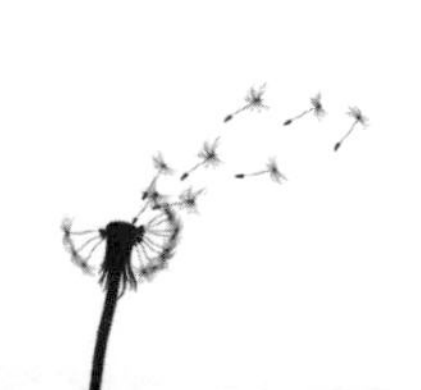

出握飯糰便當。

家裡應該是由妻子負責照顧孫子們的餐點。孫子們都還年幼，勢必要有一位成人幫忙準備飯菜。在這種情況下，女兒還特地跑到病房來陪我吃飯。這讓我湧起難以言喻的感謝與奮鬥的勇氣。

我們兩個一邊吃飯，一邊討論著診所的狀況、我的病情，還有女兒肚裡孩子等話題。女兒還告訴我「S醫生有交待，說爸爸的狀況不太好，萬事盡量照你的意思」。

用完餐後，結束門診的S醫生來向我說明抗癌藥物的作用，並且提醒我病情也有可能急遽惡化，這麼一來，剩餘壽命也可能急速縮短。雖然已有心理準備，依然很擔心萬一有什麼狀況，診所營運該怎麼辦是好。

時鐘走到八點，表示會面時間結束，我便請女兒先回家。悠哉地讀著女兒幫我帶來的書，不知不覺來到深夜時段。想著該睡了，卻怎麼也睡不著。遲遲無法習慣比家裡睡的還硬上一些的床鋪及不同觸感的枕頭。雖然有過無數次外宿飯店的經驗，這一晚就是難以釋懷而無法入睡。

因施打抗癌藥物點滴而產生的打嗝困擾

隔天，抗癌藥物的治療終於正式開始。治療效果值得期待，可能產生的副作用也是五花八門。對於即將發生的未知狀況，有些不安，也有些期待的心態。

加了抗癌藥物的點滴袋，在一個半鐘頭的時間裡，緩緩注入我的身體。期間我仔細聆聽自己身體傳出的訊息。我感覺得到抗癌藥物正對體內的病變產生影響。莫名地感受到身體變得輕鬆。打完抗癌藥物的點滴後，得接著注射含利尿劑的點滴。正好來到午餐時段，我在吃飯的同時，一邊想著藥物效果不知如何呢？不知不覺間就把餐點全吃完了。

狀況於此之後才開始變得棘手。利尿劑發揮作用，我頻繁地前往如廁。結果我在二十四小時之內，排出高達三千六百毫升的尿液。中午過後，妻子來電表示「我現在要出發去醫院，有需要帶什麼東西過去嗎？」由於我有點發燒，流了不少汗，便請妻子幫我帶冰淇淋。

等到妻子跟兒子一起到達病房，我一邊享用冰淇淋，一邊告訴他們身體狀況沒有預想得差。不久後，他們也安心地留下換洗衣物便離去。我手臂上還插著點滴的注射頭，行動不方便，便躺在床上聽聽音樂。大概是受到前一天晚上睡眠不足的影響，我沒多久便進入夢鄉。然而午睡造成當天晚上又睡不著，形成惡性循環。

時值深夜，我一如預期地遲遲未能入睡。醫師吩咐要定時量體溫，於是我就先測量並記錄下來。從打完抗癌藥物便維持許久的輕微高溫終於降到正常值。

隔天早上，不到六點便醒來，我端坐在床上，回想著過往的人生，悠哉地度過一段時光。能夠不受任何人打擾，自由使用自己一個人的時間，說起來是件挺奢侈的事。簡單用過早餐後，開始打起嗝。至今不知聽過施打抗癌藥物的患者說過關於打嗝的困擾，當時我想著，原來這就是他們所經歷過的狀況啊！

我在住院期間一直都沒睡好，所以出院一回到家便躺到自己的床上，睡了一場舒服的好覺。

晚餐也是少量攝取，不過餐後再度出現打嗝的狀況。我再度躺平並深呼吸幾次，成功停住打嗝。我心想，這樣就能安心入睡了。但由於這天也有午睡，多少有點擔心。結果毫不意外地，晚上依舊難以入睡，幸好最後還是有睡到兩小時左右。

或許是睡眠品質不良加上抗癌藥物的副作用，隔天感覺身體很沉重，食慾也沒什麼長進。妻子替我作了很多適合我吃的菜色，即便挾了起來，仍然無法放進嘴裡。多多少少有些空腹感，但是吃了東西後，肚子沉甸甸的感覺更痛苦。本來預定隔天就要上工，從這個狀況看來似乎不可行！？總之，我渾渾噩噩地度過一天，幾乎沒有進食。

另一方面，我也深感習慣的力量驚人。這回即便發現病情，我仍不間斷地每天寫日記。偶爾回顧自己寫的內容，還能自省並調整人生的軌道。我進而開始試著在洗完澡後，在寧謐的心境下靜坐、冥想。

晚餐後的時光，我跟妻子、女兒夫婦一起討論我的病情及診所未來的經營計劃。此時的氣氛依舊沒有灰暗的感覺，眾人提出許多具建設性的意見。

我平時也常會思考將來的事情，不過得了這個病，已經無法針對超過一個月以上的未來多作設想。更別說計劃明年了。

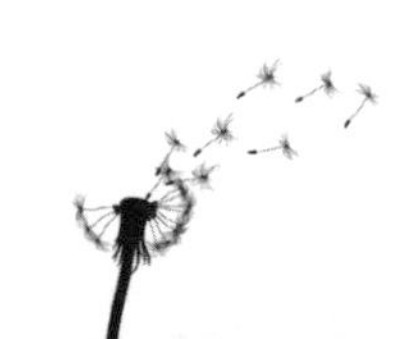

並非不理解大家所表達的意見，說是很難提起興致或產生關心，應該比較恰當。對於世上發生的各種事件，也開始不那麼在意了。不會想要看電視節目，也慢慢地連電視都不主動打開。

我不禁回想起至今接觸過的末期癌症患者們，也都露出不甚關心世事的表情。自己親身體驗過病情，也漸漸理解他們會擺出那種表情的理由了。

之後我才知道，這段期間，我的表情與聲音都沒什麼活力，來診所看診的患者們及診所的工作人員們都為此頗感擔憂。

認識「靈性人生觀」，鼓舞我繼續「百分之一百宣告病情」之作法

面對忌諱死亡的日本社會之普遍觀感，乃至將「死了便一切成空」的唯物世界觀視為理所當然的醫學界，抱持關注末期醫療之立場的我認為，對患者告知癌症病況，是一個重要的突破點。

我變得能順暢宣告病情，始於約二十年前，認識「死後世界之存在」觀點一事。當時很少有醫師會告訴患者罹癌的事實，會向患者訴說來世的醫師更是少之又少。其他醫生們想必帶著非常異樣的眼光看我吧！

在我當上醫生，也就是一九七〇年代時，癌症尚為不治之症。於是一般人普遍認為，對當事人宣告罹癌，等於是向對方宣告死訊。因此大家漸而深信，為了患者的心情著想，隱瞞這個消息才合乎人情義理。尤其當時在醫療人員之間，還流傳著某位高僧熬不過得知自己罹癌的故事。主治醫師認為對象是修行如此高深的僧侶，應該可以承受罹癌的消息；

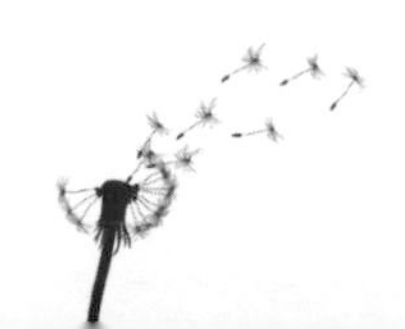

然而高僧得知自己罹患癌症後，陷入極端的沮喪情緒，食慾全失，導致死期提早到來。於是我們這些年輕醫師，總是被告誡絕對不能讓當事人知道自己罹患的是癌症。

我成為正式醫師後約十年左右，美國的論文開始顯現提倡正確傳達癌症病情與隱瞞病情之間的優缺點及其比較的傾向。於是我也試著開始向患者宣告癌症病情；雖然仍帶點擔憂與不安情緒。當時我總小心觀察著患者的臉色、推測他們內心的狀況，不斷重複思索著，坦白告知之後會不會有問題，一次又一次地嘗試。

會如此難以自持，源自我即便身為醫師，仍未除盡對死亡的恐懼感的關係。雖然試著誠實告知，一旦病情嚴重惡化，話語中便會開始混入謊言。畢竟連我自己都對死亡感到畏懼，發言時自然也會避免談到死亡。

曾有一次，在與某位死期將近的患者談話時，感受到斷腸般的痛苦。當時這位患者應該是已經接受自己將死的事實，想要跟我討論如何準備面臨死亡。該作什麼樣的心理準備、死後會怎麼樣之類的問題，陸續從他嘴邊釋出。而我則一直未能應和他，更無法細心傾聽他的話，只能隨意找個段落轉換話題，慌張地離開現場。

那次的談話之於我，是個非常心痛的經歷。於是我想「這樣下去不太妙！為了能讓患者感到安心，該怎麼應對才好？」隨後尋找並閱讀了許多以「死後會面臨何種狀況」為主旨的書籍。

有不少醫師在實際陪伴過好幾位患者走向生命盡頭後，便誤以為自己已經瞭解什麼是死亡。說實在的，醫學上對死亡的定義確實僅關注於「心跳停止」、「呼吸停止」、「瞳孔放大」之狀況。然而這只能代表肉體的死亡，醫師們並未就此理解精神上、文化上、宗教上、社會上的死亡意義。

死亡是什麼？為了解答這個疑問，我大量閱讀相關的文學作品、宗教書籍、精神論的書籍。然而要找出答案，遠比預想得還要困難。甚至曾經聽聞某地方性的年輕僧侶與醫療關係人員之集會，有針對生與死的議題展開熱烈議論，便前往參加，卻沒聽到足以說服我的說法。

另一方面，我也越來越難面對患者們所提出的質疑或煩惱。患者的疑問時常觸及人生這個大題綱。「為什麼我非得生這個病不可呢？」、「人生到底是什麼？」、「我從哪

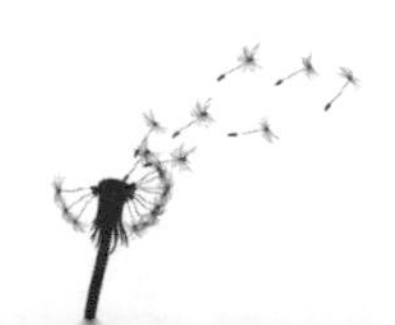

裡來、又將往哪兒去？」、「我現在感受到的痛苦有其意義嗎？」、「我不記得自己作過什麼壞事，為什麼非得這麼早死不可呢？」我打從心底認為，若是不先解決關於「死」的疑問，不論患者還是我，都無法得到豁達的未來。

總算與之相逢！

不久之後，我接觸到史威登堡所著，介紹死後世界的書籍。「來世似乎是真實存在的」我開始感到認同。不過在閱讀的過程中，還是會遇上難以理解的內容，甚至為此與研究史威登堡的權威通過幾次信。對方是名牧師，他不吝鼓勵我；「身為醫師，為了幫助患者而試圖理解靈界，是極為崇高的作為。請您務必持續學習」。此外我也讀了佛教相關的書籍，只是不太能夠吸收。可能是因為筆者本身對於靈魂世界並不是非常瞭解的關係吧！除了佛教書以外，我也涉獵了更多與靈性相關的書籍，只是終究未能得出一個有說服力的結論。

於此情況下，我遇見了一本最關鍵的書籍，那就是幸福科學集團創始者兼總裁，大川隆法先生所寫的書籍。那是一九八五年，我三十九歲的時候。我即刻深深感覺到：「這就是我一直在尋求的！靈界的情況全都簡明扼要地寫在這裡面。」

書裡論述得很完整；世間與死後世界的構造、心的法則、克服以「生、老、病、死」為首之人生各種痛苦的具體方法、能夠確實開拓未來的覺悟及愛的力量等，乃至於努力抱持著堅定的信仰、進行心靈修行、戮力貢獻社會的人們，將構築出多麼美好的烏托邦社會，追求貫穿世間與來世幸福為目標的尊貴。

從那本書籍當中，我順利得到簡明的解答。人的本質為靈魂，人會不斷重生，也就是經歷輪迴的過程；只要認清並明瞭這個事實，就不再需要害怕甚至忌諱死亡。豁然開朗的同時，我也感到又驚又喜。閱讀斯威登堡的書籍時，未能理解的事全都有了說明，疑問也得到了解答。「這太棒了！」記得我當時感動到彷彿全身顫抖。

從那之後，我對醫學的看法逐漸有了轉變。首先，我自己對死亡的恐懼已消失殆盡。其次，在得知此般「靈性人生觀」後，面對死期將近的患者，第一個念頭就是該怎麼作才

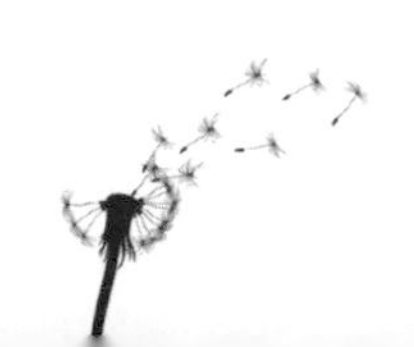

能順利讓患者走向極樂世界。更有甚者，我也開始能坦然地向患者們傳達「同樣要死，癌症反而比較好啊！」的觀點。我衷心地期盼著，患者們能在死前的這三個月或是半年的期間裡，好好審視並反省自己的人生，以期許在死後能前往更好的世界。

一般來說，積極看待死亡絕不是一件簡單的事。要向患者道出這般違背世上常識的病情說明，確實需要非一般的精神力，從整體醫療環境上來看，我也算是孤軍奮鬥的狀況。即便如此，我已徹底領會將癌症的告知作到最好的意義；因為這能夠引導患者們前往極樂世界。從那之後，我終於能順利地百分之百向患者宣告癌症病情。

第三章

Chapter 3

為隨時能踏上旅程作好準備

正因處於此狀況下，才定下隔年的演講計劃

Ｓ醫生的門診日，我帶著血液檢查的結果，與女兒一同前往醫院。

「接受抗癌藥物治療後的情況如何？」

「目前仍持續努力工作著。」

「你真的很努力啊！」這麼說著的Ｓ醫生，面露驚訝之情。Ｓ醫生與我是自就學時期以來的交情，他很熟悉生病前的我很有精神地東跑西跑的樣子。接著Ｓ醫生看著血液檢查的結果說道：「肝功能有部分改善，治療效果值得期待。」下次預定藉由ＣＴ檢查結果來作檢視。

回到家後，女兒向妻子報告。

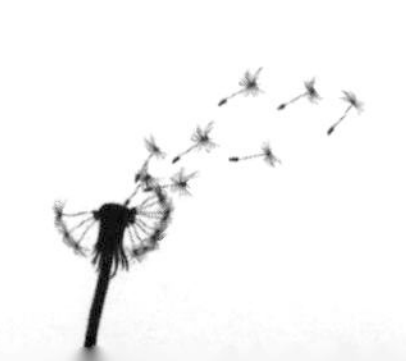

「到上一次門診為止，S醫生都只顧對著電腦螢幕上的資料，幾乎不看我們。這次卻正對著我們，很仔細地替我們作說明。」

這大概是因為，原本頗為悲慘的病情，出現一絲曙光的關係吧？身為主治醫師，一預想到今後患者可能因此出現胃癌特有的幾種症狀，而無法順利維持日常生活，就很難提出什麼輕鬆的話題。但是這次回診確定肝功能多少有恢復，或許因此讓醫生產生了些許期待感。不過我依舊不貪心，務求以平穩的心境接受病情的各種發展。

我的心情沒什麼起伏，更未有悲觀的情緒。不論在家裡還是在工作上，均能衷心地以開朗態度度過。比起以前，體力明顯下降許多，但是精神方面反而比之前更加積極，甚至感到充實。

診所的營運很穩定。只是沒人能預測我能繼續工作到何時。女婿從我發病後便接下週六的看診工作。也說好了，之後若是遇上因施打點滴之計劃而無法看診時，將由女婿全權處理診所的事務；但是這麼一來，他勢必得辭去現在的工作。其實我在得知自己病情之後，最擔憂的就是這件事。

對此，事務長與家人均認為，不必急著考慮交棒。在診所營運不會開天窗的情況下，盡量安排機會讓女婿代班看診，給患者時間習慣也是很重要的事；如此建議確實非常有道理。

十月初施打抗癌藥物點滴後經過一週，感覺身體一天比一天輕鬆，工作狀況也越來越穩定。

隨著有越來越多人得知我的病情，我也收到許多鼓勵與建議。有這麼多人對我表達關心與體貼，內心充滿了感激之情。

於此期間，高知縣的Y先生來電。我同時身兼「日本安寧設施居家照護研究會」的副理事長一職，而本次全國大會將於二〇〇九年七月於高知舉行，負責營運事宜的Y先生特地來電請託我進行紀念演講。

「這次大會的主題是『精神照護的黎明曙光』，非常希望能聽到您的演講。」Y先生是這麼說的。但是考慮到我的病情，當時我認為拒絕才是符合常識的反應。

「我也很希望透過在講台上的努力，讓會場觀眾們擁有明確的生死觀。但是也怕

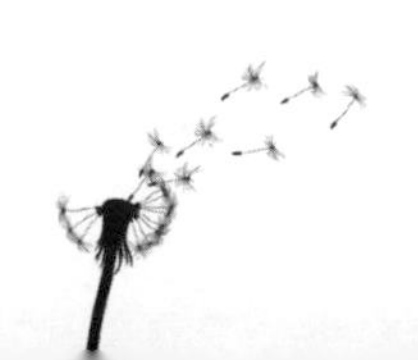

有什麼意外，還是希望你能另找代替的人選。」

我向Y先生如是請求，然而對方卻篤定地回應：「醫生您沒問題的。請您務必前來！」

隔年七月，對我來說是極為遙遠的未來。無法預測我屆時的身體狀況，連是否還活著都無法肯定。但是既然受到請託，為了回應對方的期待，幹勁隨之不斷湧出。向平時多方照顧的友人們諮詢，還被對方厲聲鼓舞。我本來就很喜歡挑戰。於是我設定了新的目標，決定認真地重新審視未來的人生。

有著多年交情的同學們也為了鼓勵罹患末期癌症的我，邀我外出用餐。不過我沒自信能在晚間外出吃飯，於是提議「如果願意的話，可以來我家一起吃個便飯、好好聊聊。」四名同學欣然應允，帶著伴手禮前來拜訪。

看著我一臉平靜說明病情發展與治療過程，同學們都很訝異。

「如果是我們自己遇上這種病，絕不可能如此冷靜。平時演講及著作裡提到的那些事情，你可都親身實踐了呢！」

聽說其中一名同學在聽聞我的病情之後，當晚便作了一個夢。他在夢中被宣告為胃癌末期，剩餘壽命只有兩個禮拜，夢裡的他非常焦急。這位同學表示，由於重病可能無預警地發生，他現在非常明白平時的心理準備與預防有多重要了。

演講內容富涵真實感及迫力

持續服用抗癌藥物卻仍沒什麼精神的日子一天一天過去，之前答應的演講日程逐漸逼近。「現在這種狀況，會不會太勉強了？但是快到活動前才取消，對大家也很不好意思。」當時我心想，同時決定努力完成這場演講。由於我完全沒有食慾，自然也沒吃什麼東西。為免自己在演講途中昏倒，勉強灌下一瓶營養補給飲料，便請兒子帶我到會場。

主辦單位並不清楚我的狀況，替我指引會場方向時說著：「現場來了很多醫生的支持者。大家都很期待醫生的演講。」現場確實坐了不少的觀眾。我只能咬牙努力了。

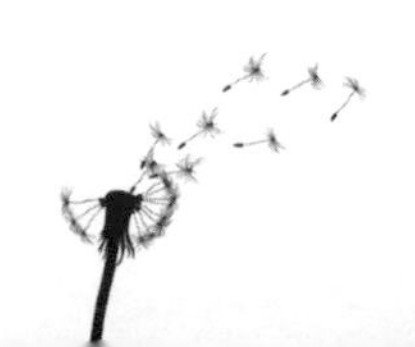

演講主題直接沿用我所撰寫的書籍名稱：「死前應完成之事」。書裡談論了人們應當充滿感激歡欣之情、說明該怎麼面對疾病、死前的準備；乃至為了回到來世，應該抱有怎樣的心境、用什麼角度思考，以及應當實踐之要件等等內容。雖然我滿身疲憊，但受到現場觀眾之笑容的鼓勵，總算是完成這一天的任務。

很有趣的是，由於自己親身體會並對演講內容很有真實感，似乎也增加了不少說服力。同樣的一種症狀，還沒生病之前，都是帶著某種程度的預測，「應該會是這樣吧！」的感覺來進行說明。現在則是已經親身經歷過的事情。而且我的癌症不是初期，還是末期，演講起來似乎特別有說服力。

回到家後，我立刻躺臥下來。由於我幾乎沒有進食，全身使不上力氣。當晚的菜色是看起來非常美味的烏龍麵壽喜燒。妻子說：「能吃就多少吃一點吧！」我意思意思沾了幾口後就再也吃不下了。今天一整天吞下肚的食物真的非常少。我擔憂著自己的體力。長女夫婦目睹我的情況後，似乎私下討論了「爸爸說不定衰弱速度意外地快，該著手準備繼承診所的事了」之類的內容。

晚餐後，安眠藥似乎起了不錯的效用，我睡了場好覺，也感覺食慾稍有恢復。家人則正在討論能不能提早讓女婿接手診所工作。對我來說，自然是非常感激的發展。

想將「死後世界的真相」傳達給更多人！

經歷這一段情況的演變，自己最想傳達給眾人的事情，於我心底逐漸鮮明起來。身為認同死亡、支援患者踏上前往來世旅程的醫師，長年以來，透過演講與書籍出版，持續向大眾宣揚認同靈性世界的世界觀、人為何生於世間、於世間活著的意義為何等內容。當時的我希望利用所剩無幾的時光，向更多人傳達，安穩並幸福地走完人生，踏上前往來世旅程的重要性。

另一個促成我此等念頭的契機，則是十月底於香川縣總本山善通寺（真言宗宗派）舉行的「心與生命的專題——『生之禮儀．死之禮儀』——死前應行之事」。這是每年定期舉辦的專題，參加成員包含真言宗與淨土真宗的僧侶及宗教學者的老師，我也

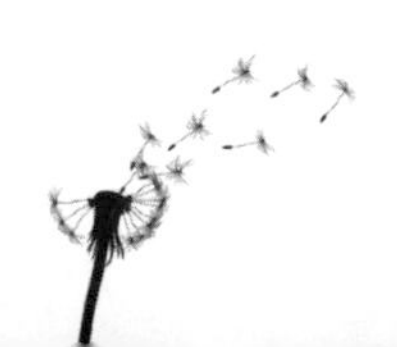

列席其間。

前次專題裡，僧侶們熱切談論沒有死後世界的話題，令我大感震驚。因此，我當場表示死後世界著實存在，並且講述度過冥河的方法。其中兩名僧侶讚佩我一番良言，之後更邀請我到各自的寺廟裡，向徒弟們傳述同樣的理念。

而這次的主題是「死前應行之事」，我期待著宗教人士們能以其立場，具體談論該怎麼作比較好。然而，諸位參加者談的是長命百歲的方法，乃至如何預防生病等內容。且說著「雖然我認為死後的世界並不存在，不過既然我們認同祖先們的庇佑，或許還是有那個世界吧！」論點仍舊出現歧異。難道說僧侶們大多打從心底不認同死後的世界嗎？那為什麼能理所當然地主持葬禮呢？

最後輪到我發言時，我堅定地訴說死後世界的存在。

「死後的世界分成天國與地獄，我當然希望人們能前往天國。而死後自己將前往哪一個世界，則視此人生前的行為與心念而定。打個比方來說，若此人抱持著為世界、世人貢獻之心，自然就能累積資產（編注：所謂「資產」，即是指「德」）；反之就等於是累積負債。檢視一個人的一生，資產較多的前往天國，負債較多的則去地獄。所以說，眾人在死前應行之事，就是盡量增加資產。」

由於談的是無法肉眼見證的世界，這個部分的內容並不容易受到認同。即便如此，我仍以「就讀小學前應行之事」、「小孩出生前應行之事」為例，盡力強調為了在死後世界也能獲得幸福，生前就該建立對策的必要性。

許多成員都「嗯、嗯」地點頭表示贊同。專題討論會結束後，更有許多人前來與我握手致意。

在這之前，我總是習慣柔和地發言。經由這次的演說，我轉而以全身全靈，帶入熱烈思緒進行演講。

腫瘤指數明明是天文數字！？

十月底的那場專題討論會以後，身體沒有什麼大問題，我也每天順利執行著診所

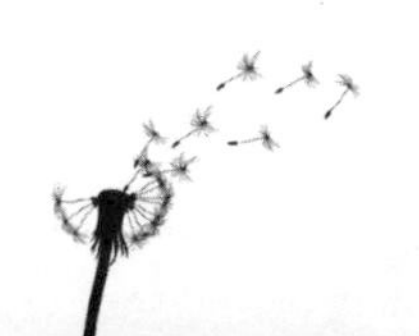

的工作。與其說是末期癌症患者，可能比較像是個稍微不夠有精神、滿頭白髮、年值初老的人吧？

以前身體沒狀況的時候，感覺時光飛逝如梭。生病之後，漸漸有了「感謝讓我順利度過一個月，下個月也請多多照顧」的心情。覺得每一秒都很值得珍惜。雖然躺在床上的時段增加了不少，仍然充份感受到每一天的充實與滿足。

某日，女兒幫我帶回血液檢查的結果報告。沒想到，檢查內容竟顯示我的肝功能大幅改善。主病症是胃癌，但是起初的檢查結果裡，肝臟的數值低下，主治的S醫生也擔心肝臟比擔心胃來得多。原本就推測，肝臟情況惡化的時候，可能需要進行緊急手術。

血液檢查結果當中，有一種名為血清腫瘤標記的數值，可以顯示出癌症的發展速度。最早的檢查報告裡，其中一個名為腫瘤指標（AFP）的標記，正常值為五～二十之間，而當時我的檢查結果竟然高達十八萬，簡直是天文數字。這可以解釋為癌細胞在體內增生的情況極具侵略性。然而第一次檢查過後，我也沒特別感覺到哪裡不舒服，仍然順利地持續著平時的工作。連我自己都不禁感到訝異。

來到這次的報告，這個數值竟然降至兩百七十。與正常值相較還是高上許多；但跟第一次檢查的十八萬相比，簡直是戲劇性般地下降。藉由這次的檢查結果，我十分確信我的病情正往好的方向發展。

然而我之後才知道，這個低數值來自於不一樣的單位表示，進而造成的誤會罷了。實際上的數值不是兩百七十，而是二十七萬才對。也就是說，從十八萬進展到二十七萬，表示狀況惡化了不少。只不過，雖然數值上如此顯示，我身體的狀況並沒有惡化，說起來也是挺不可思議的。

時間來到十一月初，被診斷出癌症後經過一個月以上。這段期間，我在診所的工作未有中斷，一如往常地持續著。胃癌的病情逐漸惡化，加上肝臟多處發生癌細胞轉移的現象，即便出現各種自覺症狀也不是件值得驚訝的事。我也替許多相同病情的患者作過診療，不止腸胃問題，也看過黃膽等出自肝臟的病徵，也曾多次為對策而竭盡心力。

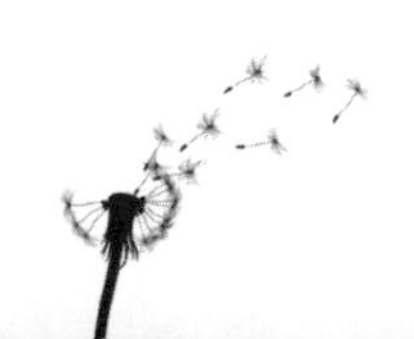

反觀我自己卻從未有過這方面的煩惱，一直順利地進行我想維持的工作。一言以蔽之，萬分感激。診所的工作人員們也理所當然似地，看著我每天很有精神地上班。

話說回來，我從以前即頻繁地外出診療，犧牲午休時間也是家常便飯。只是現在達不到那個程度。因為體力已無法負荷在外奔波。於是出診的預定常常因為身體狀態而延到隔天，甚至兩天後。

眼前飛過小星星！？

時序進入十一月，我前往醫院照CT。

S醫生看著CT的片子，診斷道：「胃癌方面有改善，問題還是在肝臟。肝臟繼續惡化下去的話會很棘手，改用針對肝臟效果較佳的抗癌藥物吧！」並且將時程改為每二週施打一次抗癌藥物點滴。

「也只能接受新的抗癌藥物了。得在那之前好好培養體力才行。我會多準備一些好菜。」針對此事，妻子如是表示。雖然很感激她，不過我的食慾大概只有以前的六成左右。與其說享受料理，幾乎變成了義務性地替身體攝取營養。肚子會覺得餓，也沒有反胃症狀。只是空腹感總是在我只稍微吃了點東西後便消失。接著則是「打嗝」連續發作。由於癌細胞已經在胃裡坐大，實在無法一次吞下很多食物。

十一月十四日，住院施打新的抗癌藥物。

開始注入點滴不久，眼前冒出如小星星般的閃光。胸口一帶又重又悶，護士也說「醫生的臉泛紅」。新藥有經過酒精處理手續，我想身體大概是喝醉的感受吧！感到驚愕也只有一瞬間。之後還是不太舒服，便要求躺下。緊接著，腰部一帶突然冒出僵痛的感覺，呼吸變得困難。我告訴護士，並請她將點滴速度調慢。隨著點滴注入身體的速度減緩，感覺舒服許多，其後順利地將點滴打完。

前次打點滴時，能感受到抗癌藥物繞行全身，心情上也認為藥劑似乎有作用。這一次則未有同樣的經歷。

回到家裡，鬆了很大一口氣。或許感受性亦隨著發病而有所改變了，總之現在的

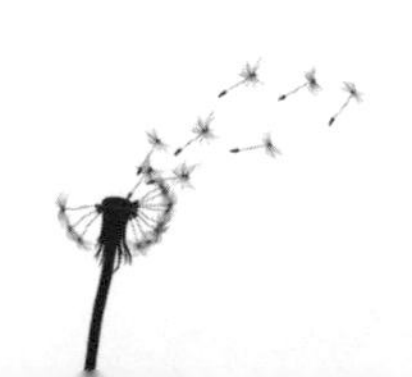

我，非常需要自家牆壁、走廊、木紋以及窗戶帶來的那股溫馨感。只要想到家人近在咫尺，就能感覺到自己被擁抱在幸福之中。所以只要能早點回到家，我就會很開心。

這一次，由於藥劑的副作用，女兒判定我無法再繼續工作，便請女婿接替診所的門診工作。

然而，考慮到診所將來的發展，我很重視能否讓女婿順利地承接這個工作一事。希望能不造成大家困擾，並整頓出能讓診所人員們安心工作的環境；為此我時常下意識地告訴自己該努力。

妻子訓誡我「你給我乖乖待著」。但是要我老老實實地什麼都不作，感覺就像在靜待著病情惡化；終究忍不住想要趁著還能自由行動時，盡量完成想作的事。我還真是麻煩呢！

高燒事件之後，女婿下定決心

「這次的副作用似乎蠻難受的，可以的話，不要強制施打抗癌藥物，用更順其自然與輕鬆的方法，觀察一陣子後再說。」

之後回診時，女兒幫我向S醫生提議。我一向認為，若對生命過度執著，只會在終末時造成痛苦的回憶；所以總是對生命淡泊視之。不過這次我內心卻喊著：先看藥物的效果如何再決定，不也是可以嗎？

S醫生也代我回應道「抗癌藥物本來就要視效果來調整作法，還是過一陣子再下結論吧！」

體溫逐漸攀高的異狀，就發生在這趟門診之後。回家量出三十八度的高溫。一躺下便很難爬起來。到了晚餐時間還是起不來，此時的體溫已來到三十八點九度。

隔天告了假，請護士幫我打點滴。點滴針頭一刺入，身體霎時開始顫抖。測量體溫發現超過三十八度。昨天睡了很長的時間，但今天仍然想睡，表示身體就是需要這

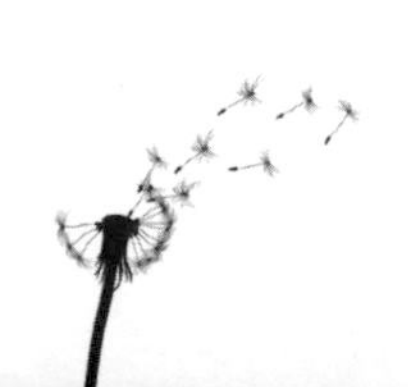

麼大量的休養。

之後高燒持續多日。沒有覺得不舒服，但因為發燒，身體不太聽話，只有躺平時才比較輕鬆。心想著發燒要是能退去的話就太感恩了，把心一橫，置入退燒肛劑後睡去，睡眠中流了不少汗。隔天早上，體溫稍有下降，但仍缺乏食慾，只能勉強灌下營養補給飲料。

目睹我此般情況，女兒頗為擔憂，揚言要跟女婿好好商量過完年之後的計劃。如果我無法負擔，診所的工作也只能託付給女婿，於是我找來妻子與長女夫婦一起討論。女婿跟我一樣是泌尿科醫師，三十出頭的年紀，由於一直在醫院裡工作，常接觸的只有檢查與手術，肯定還處於想要磨練自己技術、提升手術技巧的階段。在這種時期轉任診所，之後就只能面對門診患者，將沒有機會進行手術。針對這個部分，他能不能整理好自己的心情，是很重要的一點。不過女婿似乎因為每天看著我的狀況，早抱持著非得繼承診所才行的心態。

我之後才聽說，在我就寢之後，妻子與長女夫婦還聊了許久。

「爸爸照這個樣子衰弱下去，說不定來日不多。可能需要提早開始準備了。」在眾人如是討論著的期間，女婿似乎下定了決心。當時我的想法是「只是因為藥劑的副作用而發燒、沒有食慾」，完全不認為自己正面臨死期逼近的可能性。但即便如此，因為掛心在世日子長短而產生的焦慮，顯得越來越淺薄，倒是事實。

臨終將近之患者的神祕體驗

我所接觸過的患者裡，有好幾個人經歷過幽靈脫離肉體，或是所謂的瀕死經驗。有的人在手術期間，靈魂自己走出手術室，進到隔壁房；或有人快要嚥下最後一口氣時，說著「雙親來接我了」。這類情況並不少見，甚至有患者說「我剛剛去欣賞花田了」。

人類在接近臨終之時，靈魂似乎會暫時出入肉體。看來靈魂一離開肉體就能見到死後世界的景象吧！我不認為瀕死的患者會說謊。明白死後世界確實存在，得知有引導的靈

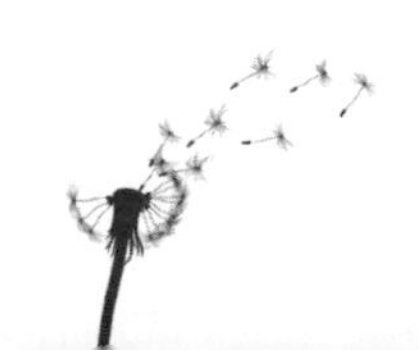

魂會來迎接死者的事實，那麼死後只要跟著那引導之靈走就行了。在理解這個狀況後想必能感到安心，畢竟有過這類體驗的患者們都顯得氣定神閒。

話說回來，述說瀕死經驗的患者似乎以女性為多。或許是因為女性比較擅長坦然接受事實吧！畢竟像是子宮這個器官，也被認為是新生兒從靈界移住到這個世界的靈性器官。懷孕亦可解釋為有個自己以外的靈體寄宿於自身，類似附身現象，所以我想女性應該更能體會這類「靈性感受」。相較之下，很少聽到男性講述瀕死經驗。想必是理性佔了優勢，即便有了瀕死經驗，見識到死後世界的景象，也會視為夢境而加以否定，更難以開口告訴他人。

第四章

Chapter 4

別著急、別著急

在「極致幸福的時間」裡的察覺

到了十一月底，出現令我介意的副作用，我開始掉髮。用梳子整理頭髮時，就會拉下不少髮絲，也很難不去留意到沾附在衣物及枕頭上的落髮。雖然還不到會看見頭皮的程度，與妻子商量過後，還是決定去理髮，一樣去我時常光顧的理髮廳。

「長得這麼漂亮的一頭白髮，你要理掉嗎？很可惜呢！」

「因為吃藥的關係，之後頭髮還會繼續掉，麻煩你盡量理乾淨。」

眼前的鏡子映照著自己的樣貌。頭髮一把又一把的落下。感覺自己彷彿出家成了僧侶似地，體內莫名湧出不可思議的能量。

騎著腳踏車回家途中，頭頂被風吹得很涼。心想著帽子將成為必需品了。回到家裡，孫子說著「爺爺變得像一休和尚一樣，好帥氣。我也要理光頭。」我突然回想起留著光頭，還是高中生的自己。圓滾滾的臉跟頭頂，又老是笑嘻嘻的，很像「NIKOHON 綿花」的商標人物，當時還有人喊我「NIKOHON」。

病情持續一進一退地拉鋸，不過多虧抗癌藥物的副作用稍有緩和，年底的日子過得比之前快活不少。診所的門診、出診乃至得使用電腦的工作也都有進展，抽血檢驗而得的數值也顯示出病情改善的傾向。既然藥劑效果有了期待的空間，我也認為應該能繼續治療，自己則感覺精神已比九月底時好上許多。

十二月初時施打了第二次的抗癌藥物點滴，這次沒有遇上任何狀況，順利結束。一邊曬著太陽、一邊打點滴，舒服到快睡著了。身體感覺越來越舒適。算不出有多久沒有像這樣在休假日悠哉地曬著太陽了，久到幾乎已消失在記憶的角落，當時我覺得這是一段極致幸福的時光。

對於能有機會享受這般悠然時光，我開始懂得理解其意義。我現在才發現，至此之前的自己，每每有空閒時，總帶著一股「得找事作才行」、幾近「焦慮」的心情，於是有意識地努力讓自己沒有餘暇。更別說曬太陽了，以前的我覺得這根本是浪費時間。我一直是隨意打發掉午休時間，趕忙接著進行午後的工作。

沐浴在陽光下，一邊打著瞌睡、一邊打著點滴的這段時光非常之珍貴，甚至覺得自己受到治癒。放鬆全身，讓繃緊的神經與四肢盡情伸展，說不定也是增進身心健康的方法之一，我開始有了這樣的想法。

從這一天之後，我每天對自己訴說無數次的「別著急、別著急」，精神也越來越放鬆。

於是貪心期望著許多事物的心情也獲得解脫，心情沉靜了下來。即便該辦的事情還是堆積成山，也學會了取捨的方法。

所謂顧此就失彼，該捨棄的事物就放手讓它離開的態度也很重要。多虧這念頭，我也漸漸能適度地切割，像是「這個還是算了吧！」的感覺。同時能不抱持得失心地面對檢查結果，懂得用「嗯，還不錯」之類的態度輕鬆看待。

比起前次，這回打點滴的過程顯得頗為舒暢。前次打完抗癌藥物點滴後，隔週週

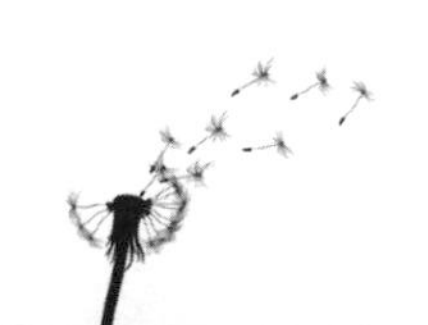

末發現白血球數減少、發燒了好幾天，連家人們都不禁覺得「來日無多」，但這回我反而期待起施打之後的發展。

另外，不久後也有一場約定好的演講活動，我也期望能盡量以良好的狀態面對。為了這個目標，我試著適當節制行動、充份休養生息。對於以往總是非得馬不停蹄地過日子才甘願的我來說，著實為不小的變化。

這段時間的情況跟之前相反，我的感覺非常良好。進行診所的工作、到家後便會輕微發燒。想必是抗癌藥物與癌細胞在體內對峙，使身體有所反應而發熱吧！不過身體並未特別感覺沉重，與前次的情況不同，每餐多少都能吃進一些東西。

只是白血球仍然緩慢減少中，我透過瞑想等方式，盡力維持安穩心境。

千隻紙鶴

演講當天，在診所先作簡單的血液檢查，發現白血球數又下降了。我判定這樣無法完成演講工作，便去電向主辦單位拒絕。過了一會兒，召集人又回電提出另一個請託：「我們也很擔心您的身體狀況，但是盡力向更多人傳達您的話語，也是我們的使命。我們是否可以現在前往您府上拍攝影片呢？我們打算在演講會場上先放這段，之後再接著播放之前錄製您的演講影片。」

等了一會兒，召集人與攝影師來訪。本來就沒有必要特地隱瞞自己罹癌，頭也已經理得光光的，於是我想也可藉此機會正式說明現況，對著攝影機簡單道出發病之後的狀況與心路歷程。

其後，演講的召集人也特地來電告訴我會場的反應：「現場觀眾們都很擔心醫生的身體狀況。同時也從醫生於影片內所述的內容，獲得了勇氣。大家的感激之情溢於言表。」聽聞演講會順利結束，我也有如放下胸中大石。

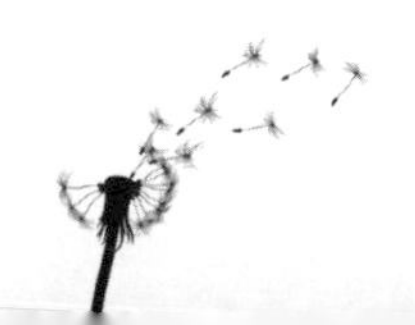

就在此時，十分出乎意料地，突然收到診所工作人員送的禮物。漂亮的七彩色紙折成的千隻紙鶴，一整串送到我家裡。大家對我關心之情，深深地浸染了我，令我不禁落下淚來。我叮嚀著自己別辜負大家的期待，立刻將千隻紙鶴掛在書房，由它在我背後溫柔看顧我。

不被憂慮淹沒的訣竅

「癌病變的範圍縮小許多。」

這句話是在十二月中，進行第三次CT檢查後聽到的。檢查途中，K醫生特別來到我旁邊，對我如是說道。在這之前，他總是檢查全部結束後才向我說明的。會特別在檢查還沒結束就來報告，證明他對於癌病變縮小這件事也感到很開心。

完成檢查，審視CT片子時，發現確實腫瘤確實小了許多。家人也為此感到欣喜。主治的S醫生也表示認同，「顯見這次的抗癌藥物有其效用，再繼續一段時間吧！」並下了判斷。列席在旁的長女也贊成繼續使用這劑藥物。

只不過，癌症這種病，很少會照著自己的預測，突然產生劇變而違背期待的狀況也不是稀罕的事。所以還是需要持續關注病情發展的過程。由於胃裡的腫瘤明顯縮小，我們也決定再接受胃部的內視鏡檢查，以便觀察胃內黏膜有何變化。

作完胃鏡檢查，我跟醫生一起看結果。最早的時候，胃裡有一塊像是淤泥又像是海參的物體坐鎮其中，如今連個影子都見不到。

前次試著讓胃膨脹，癌症病變的部位便隨之出血。這次同樣讓胃大幅膨脹，但是醫生表示「沒有出血的傾向」，自己也感覺得到胃部變得較輕爽了，能夠更安心地進食。但不能就此給胃部太多負擔，我特別留心要細嚼慢嚥。

話說回來，為什麼腫瘤會變小呢？除了抗癌藥物的效果之外，我想另一個很重要的原因，就是我自己接受罹癌的事實，並且心態轉為積極。

要想變得積極，首要就是脫離憂慮與病情惡化形成的惡性循環。我的祕訣就是時常採納以下的想法。在此說明，供讀者們參考。

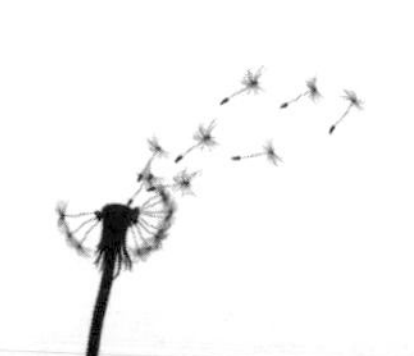

(一)重新認識尚存的身體機能

想到身體還有很多部分仍正常運作，心裡便不會覺得那麼緊迫。至今我也透過書籍與演講向世人傳達，向內臟表達感謝的重要性。在自己罹癌，甚至來到這般狀態後，我也對於還能夠用餐一事深深感激，並對胃說著「謝謝你的努力」。

接著，隨著病情好轉，我更如此朝著自己身體裡訴說。

「胃癌啊！你的使命已經結束，為了讓我也能完成自己的使命，是否可以請你退下了呢？你已經讓我學到許多，之後我們好好相處吧！別為難彼此了。」

(二)試著列舉身體硬朗時覺得「理所當然」的事

身體健康時覺得理所當然的狀況，在生病時轉而體會其價值，便能就此脫離過度憂慮的心境。以我自身的情況來說，一向認為任何事均用上全力，拼命完成是理所當然的事。但在生病後變得很難如常實行，我才如稍早所提，明白重要的並非是將時程填滿，而是感謝自己還有機會繼續工作甚至上臺演講。

(三)抱持「在任何狀況下，都試著替別人付出」的想法並實行

人一生病，很容易把心思都放在自己的苦處上，並對於他人寄予過度的期待，最後常常徒增失望。即便是確定罹癌之後，我仍然留心要以慈愛之心，與來到診所的患者們相處，並在演講等活動上盡力以更輕快開朗的話語，向更多人傳達與生老病死相關的話題。我認為自己能夠極其自然地作到這一點，最大原因應該是我已經達成(一)與(二)所提的內容。

雖然僅止於細微的小事，若能時時留心，維持或長或短的時間之後，心情勢必能轉為輕鬆，也更容易產生面對未來生活的勇氣與希望，建議大家務必嘗試。

被醫生宣告罹患癌症，同時也將得知自己剩餘的壽命，想必大部分的人內心都充

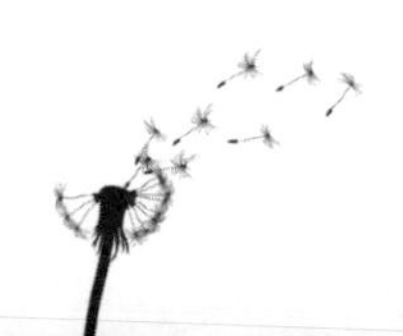

滿了煩惱與不安的情緒。這時候首先藉由前面所敘述的幾個方法、接受事實。等心境稍微平靜下來之後，試著將煩惱的事情寫下來，從能夠解決的問題開始下手，也是個不錯的方式。

「醫生的聲音變洪亮了」

隨著進入歲末時期，診所因前來注射流感疫苗的人們，而顯得氣氛熱絡，工作人員們均愉快地執行職務。女兒夫婦則在家裡準備孫子的聖誕節禮物。感受著今年似乎能平安結束的期望，內心盈滿了安心與感激的心情。

聖誕夜當天，邀請我參加翌年七月的演講會，高知縣的Ｙ醫師專程來家裡探視，讓我感到非常驚喜。

「懇請醫生盡力保持完善的狀態。透過飲食生活等等，在可行範圍內力求改善，務必在明年的紀念演講登臺致詞。」

望著他極其熱誠的態度，不禁湧出想要回報的念頭，感覺自己對於活著的冀望進一步成長。

十二月二十五日早晨，醒轉後發現我的床邊多了兩個漂亮的袋子。詢問之下，女兒表示「是診所人員們送的聖誕禮物唷！」大學時代剛與妻子交往時收過禮物，其後似乎再也沒收過類似這樣的驚喜，睽違四十年之久。

打開袋子看到裡面裝著一頂看起來很保暖的帽子與圍巾。現在頭髮剪得很短，這禮物非常有幫助。我前往診所，在早會時間向大家表達由衷的謝意。促使我身體狀況改善的正是大家的心意，我深深這麼認為。

這天抽血檢驗的結果亦顯示肝指數有了顯著改善。約從九月下旬到十月上旬開始，自己也感覺得到身體狀況好上許多，診所的人員也表示「醫生的聲音變洪亮了」。

年末假期就在眼前，二十七日當天，門診開到中午為止，下午所有人一起替診所大掃除；我則收下眾人替我加油的親切言語，前往醫院接受抗癌治療。更換新藥劑後，已是第三次施打，能大致掌握狀況。接上點滴後，更清楚感覺到身體越來越輕，

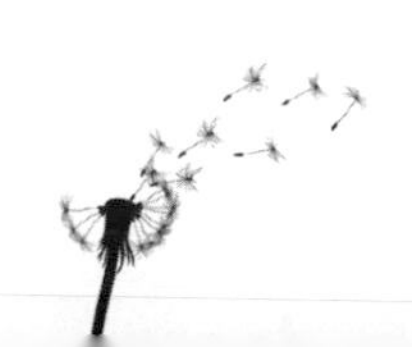

與第一次施打時的感覺大相逕庭。癌細胞也逐漸縮小，藥效可能真的很不錯。細數著九月底以來的大小事，對於診所人員們致力於診所營運一事，只有說不盡的感謝。

即便體力下降，仍能強健心志

透過這次生病的經歷，我也明白另一個道理，病況治療不該是以體力來挑戰，重要的是當事人的心志。就算體力低下，調整好心態，鼓勵自己「我要加油」，總會有辦法的。反之若是心志萎靡，體力亦將隨之萎縮，恐怕只得臥病在床。

施打抗癌藥物確實會對肉體造成傷害，並間接影響食慾及體溫。身體也將變得難以隨意操控。然而，即便陷入這種狀況，我們仍然能充實自己的心志。

若想要鼓舞心志，目標是不可欠缺的。「自己為了什麼而活著？」、「自己到底想作什麼？」若無法確實釐清這些目的，便難以增強心志。就算身體狀況不佳，也能夠推動自己咬緊牙根、竭力跨出一步，這肯定來自於有某個想完成的目標。

另一個能成為心志之重要支撐的，則是對未來與將來抱持希望。「死了便什麼都沒了；就此消失無蹤。」懷有這種想法的人，一旦病情加重，勢必跟著喪失心志。

如果相信有死後世界，並接受靈性人生觀的人，情況就會有不一樣的發展。正如我先前所述，人有著永恆的生命，只是在靈界與世間反覆輪迴轉生，我們是為了修練自身靈魂而來到這個世上；秉持著這個觀念過生活，心志自然會越來越高昂。

有此等觀念之人，即便在被宣告罹癌，得知剩餘壽命之後，也懂得這樣解釋：「在這次的人生把能做的事都完成吧！這份努力勢必為下次的人生加分。」並藉由僅剩的時光，於可行範圍內把內心掛記的事多方實現。認為現今的努力將成來世之助力而活著，與只會悲嘆於僅存壽命、毫不行動地活著，我想兩者間可謂有著天壤之別。

不過部份宗教的教義裡並未明確闡述生死觀，這些信徒們將難以描繪死後的未來景色，只好無力地迎接最後一刻。在我見過的眾多患者裡，也有人極為虔誠，卻仍在病情惡化後變得意志消沉。這名患者的信仰認為「死後將化為塵土」，完全沒有描述下一輩子的事，這讓我深深感受到學習正確靈性世界觀的重要性。

強健心志的訣竅

接下來，我整理出幾個能有效鼓勵心志的要點，請務必閱讀並參考。

(一)養成開朗積極思考的習慣

為強化心志，首要之務便是培養將所有事務往積極正面方向思考的習慣。也代表經常鼓勵自己，溫婉地與他人來往並體貼他人。就某個角度來說，心志全靠自己養成。只要願意便能自行提升；若是自己都認為辦不到了，一定無法達成。

每天從早晨到夜晚，帶著悲觀與憂慮的時間越長，心志很有可能越容易萎靡不振。我建議大家反過來嘗試看看，不論處於多麼惡劣的環境或身體狀況，不屈不撓、盡力懷想正面的念頭。若願意試著親切對待他人，並試著思考該怎麼樣才能為更多人帶來幸福，自然能逐步激奮心志。

（二）釐清人生之目的

不論病徵種類輕重，想辦法弄清楚自己活著的目的及真正想完成之事。可以從慢慢回顧自己過往的經歷開始著手；或許得花上一些時間，但是應該能藉此審視出自身最重要的人生目標。另外思索眼前最放不下的是什麼事（與自己的壽命或生命相關的除外），說不定也能成為一個好提示，幫助你發現人生目標。

（三）對未來抱持希望

這裡說的未來，指的是身處來世以及死後世界的未來。瞭解死後世界存在的道理，明白人雖死也不死，自然能燃起希望。肯定死亡，便能積極度過餘生。

第五章

Chapter 5

不管怎麼看，癌症都是種幸運的病

疾病的原因幾乎都是壓力

仔細想想，從確定罹癌之後，每日與抗癌藥物相處，也多次苦於藥劑的副作用。但我仍然保持著寧謐心境度過這段日子。家庭和樂，時常一起歡笑著用餐或喝茶。家裡出了一名癌症末期患者，很容易讓全家人陷入憂愁，家裡瀰漫著低氣壓；但我家似乎與此等現象無緣。

我不斷提醒自己別著急，期間精神逐漸恢復，想回報大家的心情也越來越強烈。順利迎接一年最後一天的到來，內心無限感慨。我回顧著今年落實的事與未能達成的事、堪稱人生重要關卡的患病等等，將它們寫進日記裡，替這一年劃下句點。我一邊緩緩思索著一邊動筆，感嘆著自己得到何等寶貴的經歷，還能平安走向新的一年，我帶著感恩的心情吟味著這份喜悅。隨後我重新思考起自己罹癌的原因。

生病絕大多數來自壓力。佛教說「色心不二」，認為人的肉體與心密不可分、相互影響。以胃癌的形成來說，工作上的壓力更是重要原因之一。再以醫學角度來看，偏食亦可列為原因。容易造成胃癌的飲食或生活習慣，例如吸菸或飲酒過量等，很多方面都為原因。

至今為止的人生旅途，自己因什麼事情感到有壓力、以怎樣的心態活到現在？我一邊整理自己的心情，一邊細想著這類的事，發現跟普通人比起來，我所處之生活環境的壓力程度應該是偏低的。

另外我生來就屬於較為開朗的性格。翻閱幼年時的照片，也總是映照著我滿臉笑容的樣子。檢視目前的生活狀況，也是一家團聚、對生活沒有太大的不滿足，更為此衷心感到欣喜。再加上我也很少心生憤怒或怨懟的情緒。

飲食習慣很普通，不怎麼挑食。飲酒方面，我在家一向滴酒不沾，因社交活動而前往啤酒屋時也只能喝下中杯的量，菸也在五十歲時戒掉了。

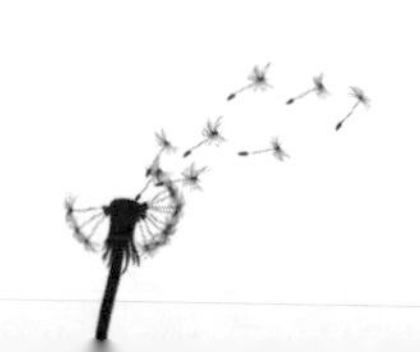

所以我一心以為「我應該不會得癌症吧！」在被診斷罹癌後，連我自己都不禁「咦？」地出聲並且十分意外。

其實是個完美主義者！？

疾病其實是自己創造出來的，思索生病的原因，能讓自己察覺至今未曾發現的心理傾向。綜合至今大小事情，我能想到的是，我常把自己繃得太緊，似乎有完美主義的傾向。

完美主義是一種當事人不容易察覺的特徵，不過確實有不少人對我指出類似的提點。「你太勉強了」、「去休息」都是我長年聽到的話語。

約從五十五歲之後，妻子時常提醒我要對自己身體好一點。當時的我，如最開頭段落所寫的，有許多演講活動的委託，幾乎用上所有的假日飛往全國各地。同時也出版了好幾本著作，更參與ＮＨＫ電台「RADIO子夜場」及ＮＨＫ教育台「心的時代」

節目演出，演講的預定不斷增加。

妻子擔心我年事已高，總是帶點挖苦似地告誡我「老大不小了，六十歲之後，好歹週末要休息一天，或者在一個月當中排上一次的兩天連休，不然疲勞會堆積在身體裡唷！」妻子原本是內科醫師，所以這可是來自「專家」的建議呢！

然而，我每次檢閱著行事曆，試著空下時間，最後還是跑出去演講了。轉任開業醫師，同時失去縣立醫院泌尿科主任的頭銜，原本預測演講的委託會減少，沒想到眾多的邀約者跟我說「現在您離開了公務員職位，反倒可以拋開顧慮跟您敲時間了」，反而收到更多的委託。原本預期診所開業之後，能更自由地運用時間，或許打打高爾夫，兼顧健康與興趣。結果最後一次也沒去成。

週一至週六在診所工作，週六下午與週日外出演講，行程塞得滿滿的。並且一如先前所提及，當稍有空閒之時，我甚至會感到焦慮。

「醫者不養生」這句俗語說得好，回想起來，診所開業以來，我是幾乎一日不得閒的狀態。

我還憶起一則小插曲；罹癌後，某次出診途中，在商店街碰巧遇上自小學時期認識至今的朋友，對方也說：「你怎麼還在工作，不是需要好好休養嗎？」

可以想見，像這樣對於自己的健康抱持過度的自信，而逼迫自身的行為，肯定造成身體不小的影響。「我身體很硬朗的」我老是這樣認為。

沒經歷什麼大病，最多只有下背疼痛。晨間帶狗散步也列入計算的話，每天更步行超過一萬步。

雖說是犧牲假日，不過參與演講對我來說反而是一種喜悅，並未感受到壓力。為了向世上宣導「死後世界的存在」，幫助患者等更多人們克服對死亡的恐懼，正是我進行演講活動的初衷，對我來說可是賭命也要促成的大事業。我一直挺身面對這些活動與行事。只是沒想到，身體早已偷偷發出哀鳴。從健康管理的觀點來看，當時的我實在是欠缺對自己身體的關心，我深刻省思。

一心想回應周遭對我的期待，而時常過度使勁。為了這個世界、為了世上的眾人，我一路不遺餘力，進而不允許自己稍作歇息這一點，或許正源自我擁有完美主義傾向、具自我毀滅性質的那一面。

另外我從年輕時起便看重獨立自主之實踐，認定什麼事都能獨力達成，其實只不過是我潛在意識強求萬事「我自己來」。也可以說，我當初全未察覺這心態奠基之前提，也就是對健康的過度自信與自傲，其實就是一種完美主義。

我更懂得了，既然自己能製造出癌細胞這種非必要的東西，也能靠心的力量重新改造身體。難得我有幸察覺到過度自我、努力至超越限度之完美主義的傾向，應藉由中道的觀點，整頓心境、重新出發才是，我深切地如是思索著。

感激的祈禱逐漸加深

踏入二〇〇九年，女婿預定從一月起，每週來診所幫忙三次，這使我的精神感到更加放鬆。一月中旬開始，感覺得到自己的病情漸趨安定，身體狀況也有明顯的改善。接受抗癌藥物治療已過了四個月，發現連續使用而導致藥效降低時，便更換別種藥劑，持續接受治療。

一般來說，抗癌藥物的效果出現下降傾向時，便會改變藥劑種類，此時除了原藥劑之副作用造成的體力不佳、食慾不振帶來的營養偏低之外，可能還得面對新藥帶來的其他副作用。因此新藥的效果不太值得期待，預期病情可能緩步惡化的情況，最後才推導出剩餘壽命半年的結論。

然而，不可思議的是，我每次更換抗癌藥物時，均能獲得某種程度的效果，工作沒有被迫間斷。實在是太令人感謝了。雖然還是有遇上副作用，但每次來到新的一週或是新的早晨，身體狀況便會轉好，能夠順利前往診所上工。彷彿副作用刻意不在我工作時段內出現似的。肝指數依然維持在驚人的異常數字，但是肝臟狀況不佳時會引發的症狀，在我身上都沒出現，身體也沒無力到影響日常生活。

再說到我的病灶，胃裡抱著癌病變，胃的入口與出口卻仍保持完好。內科醫師也說了：「胃癌進展得這麼嚴重，胃的入口跟出口卻這麼乾淨，一般來說總會有其中一邊受到破壞。」

若是胃的入口出問題，吞嚥食物等物體時，很容易產生異樣感。而胃的出口不正常，則將造成食物無法順利通過而容易反胃；這些症狀都是癌症早期發現的指標。而我完全沒有遇上這些病狀，一直維持正常進食。雖說也是因此才沒能更早注意到罹癌，很難斷定是好事還壞事。不過就結果來看，即便病情深重也不必面對進食困難的狀況（打點滴時除外），仍然值得感激。

診所的護士裡，有三位曾在縣立醫院一起共事過。她們都是資深人士，也見過不少末期胃癌患者接受抗癌藥物治療的狀況。她們目睹我的狀況，異口同聲地表示「從沒見過一個患者像您這麼有精神、開朗、而且病情如此穩定。」能夠持續工作這件事，確實連我自己都深感意外。

透過許多人士的援助，身邊的事物均順暢地朝著自己期望的方向前進，宛若有股無形的力量推動著這一切。

我腦中浮現「奇蹟」這個字眼。並非體驗到病情一夜之間好轉，或是遇上災害、被埋在瓦礫之下好幾天後得救之類的戲劇性事態。但是靜下心來想想，我抱著重病、

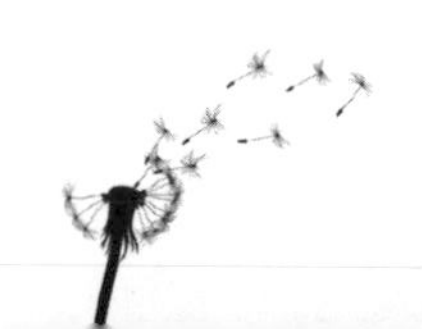

持續接受難熬的治療，卻仍然能安穩工作、不必拉下診所的大門。日常延續的每一個日子，對我來說都像是走在奇蹟的恩典之下。

「我獲准繼續活著。」

佛神賜予我「現下」的時光、允准了我的生命、賦予了我壽命。我打從心底感念著，我能有現在，全靠家人及周遭親友們的支持，以及肉眼看不見的佛神的庇佑。

與此同時，「我能夠繼續活著，是否表示我還有應完成的使命或任務呢？」如此想法，一天比一天強烈。

在我痛苦時甚或每時每刻，佛神總是看照著我、與我同在。雖已承蒙無盡恩澤，不論是在這個世界或者是來世，還是想永遠與佛神同行。更想成為佛神的左右手，貢獻自己的力量，讓更多的人獲得幸福。

我打從內心如此確信，感謝的祈禱也逐漸加深。

等待多時的孫子終於來到

來到三月，我以講師身份參加香川縣主辦的癌症預防研討會。由確定罹癌的我來談論癌症預防好像有點異樣，不過這勢必也是上天早已註定好的。

當天我不時穿插著自己的癌症體驗，順利向大家傳達了癌症預防的重要性。我搞怪又調性奇特的說話方式讓會場內笑聲不斷。

接著是ＮＨＫ電台「RADIO 子夜場」節目的採訪，以「罹癌之後學到的事」為題，談論節目將連續兩晚播出的份量與內容。訪問我的電台主持人驚訝地表示「被宣告罹患末期癌症，也能活得像您這麼開朗嗎？」這段訪問於三月十九日及二十日播出，我收到許多來自全國表達感謝及鼓勵的信件。

四月，女婿正式辭去原本的醫院職位，轉任到我的診所。想到自己終於親身迎接這一天，感激之情無以言喻。決定要辭職時，女婿甚至還體貼地對我說：「老是待在之前那間醫院裡，也不是一件輕鬆的事。」我感激得不知如何表達。

其後，我負責診療的日子僅限星期二與星期四，其他包含出診工作全都由女婿一手攬下。

診所人員們業已習慣與他一起工作，工作很順利地接棒給女婿了。我能自由運用的時間大增，可以專心治療身體，狀況好的時候再繼續透過演講等機會，向更多人講話，減輕人們對生、老、病、死的恐懼。我何德何能如此幸運呢！

光看病情發展的話，確實也有難熬的痛苦時期，但整體說來，過程並不艱苦。即便遇上藥物的副作用，隨著「靜候便會轉好」的念頭浮現，仍可泰然接納。從這點來看，一路走來，我的精神狀態極為安定。

另一個構成我活力來源的重要事件則是第六個孫子出生。

望穿秋水，來到四月二十四日，長女順利生產。這已是她第四個孩子、我第六個孫子，之前曾應允長女之約「這孩子出生前，請您務必保重」，能夠完成承諾，我鬆了一口氣。我笑著對長久以來為我擔憂的長女說：「恭喜孩子順利出生」，她則回答：「爸爸也很開心能實現與妳的約定啊！」

隨著新家庭成員的加入，我家生活的一切轉而以小嬰兒為中心。時間上最彈性的我，自然成了照顧小孩的人選。孫兒們的父母均外出工作，而妻子更是一肩扛下整個大家庭的煮飯、洗衣、掃除工作，每天為家事忙得團團轉。

至今為止替家人帶來許多困擾，再加上我自己的意願，於是我盡量將時間安排來照顧孫子。嬰兒總是充滿活力，看顧小孩同時也能分得他的一些活力。將他抱在懷裡，喊著他的名字似乎能使他感到安心，他總是很快就睡著了。嬰兒莫名吵鬧時，也只要抱著他來回走上幾次，便會逐漸入睡。嬰兒一天天成長，表情也越來越豐富，每次看到他一笑，便覺得疲勞全消、心情愉悅。

想必小嬰兒的笑容，能為病體帶來強力的治癒效果吧！在開始帶小孩後，我的精神越來越好。長女似乎也察覺到這件事，便帶著嬰兒出診。聽說患者們看到小嬰兒都開心地不得了。若是前往養老院出診時，連失智症患者及坐輪椅的人都會靠過來，沾染嬰兒的活力。

小嬰兒愛哭愛鬧，從來就不輕易照著大人的意思走。不過經歷四個孩子加上六個孫兒的養育經驗，我懂了小孩只要等上一段時間便會睡著的道理。有時候小嬰兒是因為想睡又睡不著而哭，抱著他、安撫他三十分鐘至一小時的時間，大致都會安靜睡著。

望著小孩子的睡臉，常覺得心神平靜。剛開始整天哭，之後笑容越來越頻繁。我也總被那笑臉給觸發好心情，跟著愉悅起來。而當他發出聲音咯咯笑的時候，我更能因此獲得能量。

胸口積水

病情顯示穩定，癌病變的縮小傾向亦持續著。

六月時，高松當地舉辦日本人工造口協會的全國大會，之前已說好要以「事有善終即好事」為題發表演講。參加的聽眾們均因直腸癌或膀胱癌，而身上裝有人工肛門或人工膀胱。我在講演當中穿插了我的親身體驗，並談論了開朗生活的重要性，以及該抱持何種心態，才能讓前往來世的旅程變得愉快。

「您身體還行嗎？」大會工作人員們均對我的狀況表示關心。原本就認為「會有辦法的」，實際上順利結束演講後，更深感還有許多任務等著我去完成。

同樣早已定下演講時程的日本安寧設施居家照護研究會之全國大會，於七月在高知舉行。到去年為止還擔憂著恐怕無法依約參加，大會會長Y先生揚言「朝日醫師的病情肯定會好轉並且順利替我們演講的」，並替我安排節目。

大會當天，連同診所人員及醫院任職時期的伙伴們共租一輛巴士，驅車前往會場，演講主題自然是「死前該做的事」。

負責照顧末期患者、看顧生命逐漸凋零之人的醫療人員們，佔據了會場大部份的位置。我期望能讓現場的人們明白靈性人生觀，讓醫療人員們在不害怕死亡的心境之下，開朗地支持那些擔憂著死期、因恐慌而顫抖的患者們！我如此祈禱著，用上所有的精力，完成這場演說。

演講結束後，診所人員們送上花束祝賀，並表達對我順利能走到今天所感到的喜

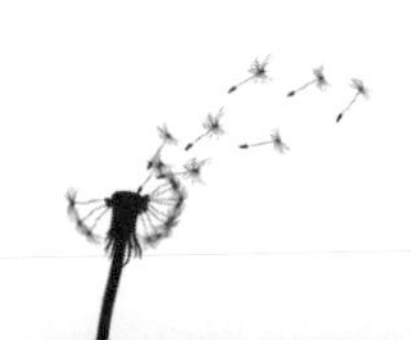

悅，晚上大家開了一場熱鬧的宴會，我度過了非常充實的一天。

其後的檢查得到胃裡的癌病變僅剩一小塊的訊息，並且診斷出「原先轉移到肝臟之腫瘤的影子不見了」。我深刻感激，道不盡對佛神的謝意。進一步立志要善用剩餘的時光回報。

但腫瘤範圍變小的喜悅只維持了很短的時間，胸腔積水的狀況緊接而來。當時側躺入睡時，總覺得難以呼吸。自己的診所能輕鬆諮詢，便請內科的M醫生先幫忙診察。胸部X光片顯示右肺全是白的，於是女婿與M醫生立刻聯繫主治的S醫生。後來入院治療，當時是二〇〇九年九月。「是癌細胞在作怪。確實有可能造成胸部積水。肯定是這樣。」S醫生如是說著，並幫我深入瞭解。只要檢驗屯積的液體裡有無癌細胞，便能大概知道狀況。接著S醫生利用CT，檢視胸腔外壁或肺裡有沒有可疑的影子。結果並未發生癌病變特有的結節性增生狀況，兩次細胞檢查結果均為陰性。

陰性，表示這並非癌細胞造成的現象。S醫生也說：「看來似乎不是癌細胞的問題。CT檢查結果也沒看到類似的影子。」不僅如此，S醫生更表示：「原有的癌病變縮小了。」證明胃癌確實有顯著改善。

原因不在癌症，那麼胸部為何會積水呢？最後還是沒有查到原因。

「大概是輕微中暑、疲勞累積所致吧！」我提出推論，S醫生則是未作肯定。

說實話，這個夏天我有一點過度鞭策自己。七月與八月的炎熱天氣之下，我參加了好幾場演講，連外縣市都去了。八月底時，我更遠道前往山形縣，接受以促進大眾對嗎啡之理解的地區性市民團體發出的邀請，與當地安寧設施的三位醫生一起參加癌症抑制月的演講會。身體從那場演講會的隔天便出現狀況。明知道自己是病人還這麼勉強，我也對此深刻反省。

到我住院檢查之前，還是在診所工作以外的空檔安插了數場演講，我替自己排了幾乎與生病前無異的緊密行程。

女婿四月正式於診所上工，我在診所的工作量霎時削減不少，我得意地盤算著「這樣就能再去演講了」，連續接下邀約，又一段時間的工作過度，拼命到再一次被妻子說「你太勉強自己了」。

既然病情穩定，就能作更多事——我內心仍留存此般念頭，但還是不該太貪心。

緊急手術與抗癌藥物均中止

結果在胸部積水原因未明的情況下，我從九月起在醫院待了一個月以上，每天有一公升的胸水從引流管流出。如果不像這樣維持胸腔內無堆積的狀況，連呼吸都會變得很困難，更別提出院回家了。然而胸水並不單只是水，同時還包含養份。每次胸水大量自引流管排出，就會明顯感覺到體力隨之下降。接受診治，待胸腔不再積水時出院。引流管拔除後，終於能在自己家裡好好泡個澡。奇妙的是，不曉得是否因為住院期間幾乎整天躺在床上，回到家後也是沒事就想躺下。

過了一段時間，這次換腹腔出現積水。連我自己都感覺得到腹水逐漸增加。到了十月快要結束時，肚子脹得像孕婦一樣，肚臍也變成了「凸肚臍」。有喘不過氣的症狀。晚上就寢時也得先多次變換，並測試姿勢才能好好入睡。理所當然地，食慾也下降不少。

針對這個狀況，向主治醫生問診得到的判斷是「先使用利尿劑應對腹腔積水的症狀。前陣子血液檢查的結果顯示抗癌藥物尚維持效力，繼續用藥吧！」

要去診察前，明白我這陣子身體狀況變化的家人們曾建議我「之前抽了那麼多胸水，體力也掉了不少，不如請醫生暫時停藥吧？」但聽到主治醫生說抗癌藥物有效，我也依著一直以來的習慣，想著「那麼就再努力看看吧！」當天便施打了抗癌藥物。

回到家後，食慾全失。翌日整天都苦於打嗝的副作用。接著整整五天，幾乎什麼都沒吃。由於在夏季期間持續未施打抗癌藥物，間隔時間越長，副作用也相對嚴重。

好不容易等到食慾稍有恢復，但肌力明顯衰退，連走路都走不太動。抱起孫子時，每每腳步不穩。負責的醫師說著「貧血有點嚴重，說不定是胃部有出血」並做胃鏡檢查，結果發現胃癌又長大了。

「胃隨時有可能會出血，到時很有可能需進行緊急手術。」主治醫師向我說明。

說不定真的是時候到了……。

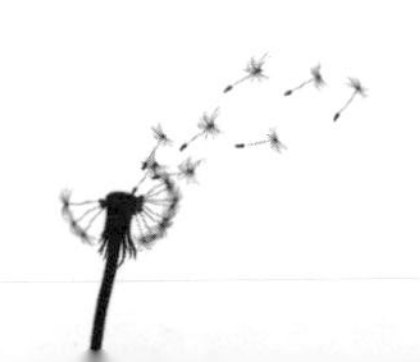

當晚緊急召開家庭會議。

我與妻子、孩子們冷靜地細細討論。最後所有人得出一個共識，那就是——不接受緊急手術。撐不下去的時候，就接受自己壽命該盡之事實，停止抗癌藥物治療，之後順其自然。到那時候，再接受手術或抗癌藥物等治療，也只是延長住院時間而已。

由於我剛結束長達一個月的住院，我跟家人都切身體會到一個事實，像這樣促膝長談、短暫的面對面，在家裡感覺理所當然的事，若我住院就會變得很難實行了。

「之後的事就交給佛神吧！」當時我的心境很平和。曾經一度作好將死的心理準備，接著振奮意志力，努力活了一段日子，而現在似乎該正式開始準備回到死後世界了，我暗自下定決心要好好收尾。

事先錄下告別式時的致詞

來到十一月底時，體力一口氣下降，開始有了「這次真是死期將近了」的感受。

我勉強維持住意志力，努力不讓自己臥床、度過每一天。

自二〇〇八年被診斷出最短三個月、最長一年的剩餘壽命以來，五個月、半年、一年、甚至一年兩個月的時間過去了。要說是一如預測也對，說是不小心多活了一點日子也沒錯。雖然癌病變縮小，卻又繼續勉強自己，即使副作用很難熬仍持續施打抗癌藥物，體力想必已被消耗殆盡。

最後一年多的壽命，經歷察覺且學習到許多事後迎向死亡，感恩我能擁有至今為止的壽命。診所的工作、演講會等等，我經歷了一段極為充實的時光。

我相信家人們的心情也受過不少煎熬，真虧他們能陪我走到現在。

我振作精神，撰寫遺書及葬禮用的訃聞，並請女婿幫忙錄下我想要在告別式上向大家述說的話語。接著挑了幾張中意的照片，與家人一起選定遺照。葬禮的準備工作完成後，心情更顯安定。家人似乎均已接納我的死，甚至向我道謝：「爸爸總是那麼開朗，我們也過得很開心，謝謝你。」

與家人同住、接納自己的死期，我有幸身處於這些在現代實屬少見的狀況下，真

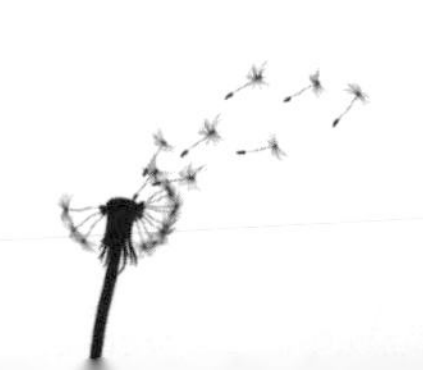

是感恩；在剩餘的日子裡，我每天都這麼想。

妻子即將成為寡婦。雖然她說有一抹寂寥之感，不過仍積極地考慮著整個大家庭的未來，打算繼續努力。偶爾會聽她囁嚅著「我死時會是怎樣的呢？」之類的話。她似乎也祈禱著自己能在平和的氣氛下，踏上另一世界的旅程，並盡量不帶給家人困擾。

而我已作好隨時等人來迎接的心理準備。

對靈性人生觀更確信

經歷這些過程，不禁覺得這次的癌症是我這回人生裡，佛神賜予我的最後一個禮物。那是因為自從我從罹癌之後，察覺到許多事，內心的感恩之情不斷累積。

執行工作的每一個步驟也多所變化。在診所工作，自然將接觸到許多患者的人生，但在我生病之後，與患者們的來往方式有了顯著的不同。

之前多少仍保留著在醫院工作所留下的習慣，比起患者本身，常更著眼於「病狀」上；然而在這一年多裡，我認真思量著，怎麼樣才能幫助患者真正獲得幸福、能否舉出什麼好對策。

舉例來說，遇到癌症末期患者時，會在早期階段便向當事人或其家人提示，以居家照護方式、透過嗎啡控制痛楚之選項，並且共同討論。接著，既然待在家裡，除了治療方面，也一起摸索如何盡量維持一般日常生活。

對於患者所表示的「打抗癌藥很痛苦」之心情，我感同身受；「真的的確是如此，我明白，但是一切沒事啊！」甚至忍不住想給對方一個擁抱以示鼓勵。

有一句話叫做「同悲同苦」，這句話的意義漸漸深植我心，那是一種將他人的痛苦與悲傷，視為自己的痛苦與悲傷，並且協助面對。醫師真正的使命是拯救患者的心，而不僅止於拯救肉體；我深切地體會到這個道理。

最讓我感恩的，則是在罹癌之後反而更加確信靈性人生觀的正確性。

若說我是因為身為醫師，所以才能冷靜地面對死亡，這說法倒也未必。抱持唯物論價值觀的人，會對死亡感到恐懼，並不會因身為醫師或是患者而有所不同。

人生有著「生、老、病、死」等四苦八苦之苦楚，沒有人能閃避這些痛苦，但只要認識到正確的靈性世界觀及生活態度，便能超脫這些苦楚，這也是我學到的事。正因為我領會到世間與來世是為連動的人生觀，才能毫不驚慌、維持心神不因痛苦而失去控制地度過這一段日子。

自己能努力的部分盡量努力，但不執著於病情有否好轉，將結果託付給佛神，能夠維持這樣的心態，便能成功使心情安穩、充滿平和。並且對於家人、周遭的所有人以及佛神，洋溢無限的感恩之情。

內心滿懷感激地活著，是件美好到無法比擬的事呀！

不論生命將在何時劃下句點，未有一絲不安之情。我不斷地祈禱，只要被賜予之壽命尚存，我願用前往來世前的每一分每一秒，透過醫師的立場，分享自身生病後的親身體驗，盡力讓更多人明白靈性人生觀，期許能緩和日本人忌諱談論死亡的特有風潮，幫助眾人度過幸福的末期時光。

第六章

Chapter 6

如何幸福地迎向往生？

能夠滿懷幸福感迎向往生的三個訣竅

前面的章節，已完整敘述了我從發病起，經歷一年時光，走到今日的詳細經過。身為一個致力於癌末醫療的醫師，自己被診斷出癌症，甚至不久將與死亡碰面的我，有一些在這個時間點才能領會、也特別想向讀者傳遞的訊息。請聽我在最後這段落娓娓道來。

本書內多處提及罹癌之後不會感到絕望的訣竅。於此另建議讀者們，進一步試著想像，您希望自己的臨終是什麼樣子？不論是否罹癌，都請嘗試想像一下。雖然世間有著迴避談論與死亡有關的話題，彷彿死亡永遠不會到來似地；但實際上人人平等，大家都要面臨死亡。趁這個機會先試想一下也無妨吧！

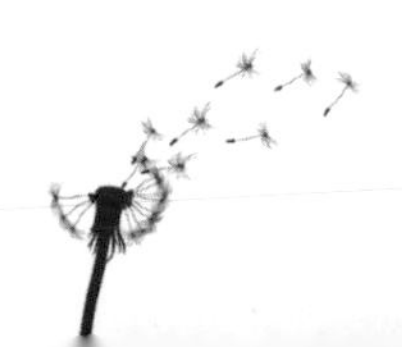

希望您可以藉由這個過程，消除對死亡的恐懼。甚而明白我們其實是可以在幸福的狀態下，帶著濃濃的安心與感激心境，踏上前往來世的旅程。無論陷入什麼樣的狀況都能維持內心的平和，現在的我深切體會此事的重要性。

那麼究竟該怎麼做，才能不因罹癌而自暴自棄，甚至帶著絕望觀點去看世界，甚至滿懷幸福感迎向往生呢？稍後將介紹從我自身經驗所歸納出最主要的三個訣竅。

我認為這些「思考方式」不僅對患者、對關心並照顧患者的親近家人們，甚至對醫療人員們，都能夠產生幫助。有一些與前述內容重疊到的部分，尚請見諒。

一、相信「來世的存在」，接納死亡

首先要強調，「明白有來世」便是滿懷幸福迎向往生的第一步。

請瞭解到，死亡只不過是我們從這個世界移往來世的過程。肉體僅是我們活在這個世上用的容器，靈魂不過是透過死亡，離開這個容器，回到來世而已。

臨終之時，將有來自那個世界的引導之靈現身。依循著這個靈的引導，我們就此從這個世界走向另一個世界。

明白死亡並非永遠的別離，並理解到接納死亡、幸福地迎向往生，將與自己在死後世界的幸福緊緊相繫，如此一來便能超脫對死亡的憂慮與恐懼，獲得無以言喻的安心與平穩之心。

我自己的死期也逐漸逼近，不過我本來對死亡便不抱持恐懼感。硬要列舉的話，倒是有些害怕死前肉體可能承受的痛苦。但是這也如同我先前所說，能靠嗎啡緩和，亦交代身為醫師的女婿替我適度控制住，我認為應該不是太大的問題。

現在的我，切實感受著自己對於這世界的執著漸漸降低，懷想著從那世界來迎接我的會是誰。甚至想著，我是否能平安喜樂地度過冥河呢？能夠與早先前往那世界的親愛父母親，以及許多好久不見的親友們重逢，這般喜悅感想必將如排山倒海而來。

近期來，我越來越覺得，前往那個世界，其實正是這個世界之日常生活的延伸。如小嬰兒出生後，慢慢便會習慣這個世界的生活一般；死亡亦是自然來訪的現象之一。

不可免地，我也將踏上前往死後世界的旅程，接著逐步習慣那裡的生活吧！我更從現在便開始祈禱著，待我承接了勢必等在那個世界的新使命後，自己能盡早作出貢獻。

容我重複說明，相信死後世界的存在，並在生前有著良善人生態度的人，死後自然將度過美好的生活。於心中抱持如此靈性人生觀，便能跨越所有苦難與困境，且勢必將親身體會到，經由這個過程所獲得之靈魂食糧，正是幸福所在。

靈界的樣子、靈人們的生活，以及輪迴轉世的構造等等，在此難以說明殆盡的來世真相，希望各位讀者都能深入瞭解。

要點

死後世界真實存在。並且靈魂居住的靈界才是真實的世界。

世間僅是暫時的世界，是為了進行靈魂修行的場所。

死亡是靈魂離開肉體，回到原本的那個世界（靈界）的過程。

二、減少遺憾與掛心之事，抹去心上塵埃

為了能幸福往生，第二個訣竅便是一一減去掛心的事物。

「我還不想死」、「被我遺留在世上的孩子們讓我擔心地不得了」、「我不在的話，公司無法支撐下去」、「那件事早該作了，這個也是」；只要讓這些心緒纏繞在身一天，寧靜之日就不會到來。逐一處理掉內心掛念之事，隨時作好準備；隨著這個過程，我們將對於踏上旅途一事，抱持更加安穩的心境。從至今為止與無數患者接觸的經歷來看，就結論來說，越是作好心理準備的人活得就越久。

有鑑於此，首先從眼睛可見的部分下手，那就是整理身邊俗事。

對於遺產及家產的管理、事業經營、繼承人問題等等想必會感到憂心。另外還有葬禮及守夜的準備工作、寫遺書等等，讓人擔憂的身後事可是各式各樣。建議在可行範圍內，一個接著一個依序處理。我自己也才剛整理到一個段落。

我曾遇過一名患者，當時他是一間公司的董事長。在徹底覺悟自己來日不多後，

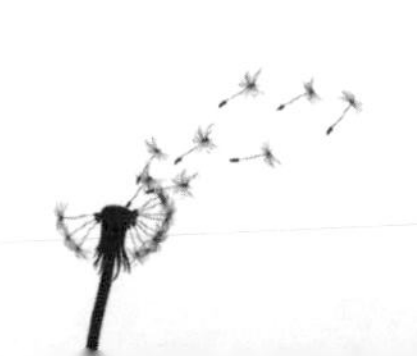

他收起一路打拼而得的公司，更為了不讓家人及公司職員面臨困境，準備好員工們的遺散費及家人們的生活費之後才過世。

接著第二階段，為了能釋懷其餘之憂思，特別建議嘗試整頓內心，也就是「反省」。

舉例來說，我們可以回顧幼年時期、小學、中學、高中時期，乃至青年至中年的時代，從與許多人來往的經歷當中，推敲自己當時若怎麼作會更好。是否曾被怨懟、痛苦、憎恨等情感給矇蔽進而與人爭執？自己有沒有能力用更體貼並具同理心的態度與對方來往呢？這些都是可以試著回憶的事。

如果有想要向對方道歉的朋友或熟人，請務必先道歉。從各種人際關係所衍生之誤解與岐異，能在雙方都還活在這個世上時和解是最好的。直接前往與想道歉的人會面，或透過電話與信件傳達均可。若是上述方法都不可行，也請在心裡向對方道歉。

反省人生至此的人際關係，便能回想起許多細節；例如「是我沒有處理好」、「若是我再替他多想一點就好了」……。別讓這些念頭只剩後悔，將其轉為感謝對方的思緒，幸福感將逐漸增加。

「心的借貸對照表」與話語的反省

或許也會發生想要反省卻不知道該反省什麼的狀況。此時建議您試著列出「心的借貸對照表」。

借貸對照表是企業為使財政一目了然而製作的一覽表。一般來說，左欄列出資產項目，右欄則寫下負債，藉此檢視兩造之平衡。我們就是要將這個表格應用於審視己心。到目前為止的人生中所遇見的人、雙親、丈夫或妻子、兒孫、摯友、同事、上司、鄰居等等，面對所有與你有關連的人，你為對方作過什麼就寫在左欄；自己曾受過什麼樣照顧或幫助，一一回想他們的臉，並將那些寫在右欄。

接著你可能會察覺到，他人為自己的付出的記憶不斷浮現，自己為人提供幫助的事例卻難以列舉；請對你負債的對象表達謝意，反省自己的不盡之處。

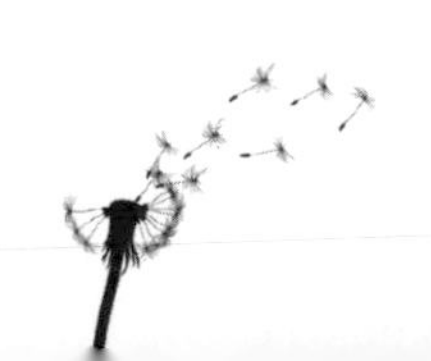

以我自己來說，想到妻子的事，細數她每天替我打理餐點、洗衣、打掃等日常大小事，她對我的付出列舉不盡。反過來看，我為妻子作的事則是屈指可數。我心想：「自己的人生不斷接受他人的付出。沒有任何回報便前往來世的話就太不好意思了。」同時也對自己曾遇過的所有人，產生想在剩餘時光裡盡力回饋的心情。

製作心的借貸對照表，不僅能使人不留遺憾地走向來世，也是掌控內心壓力的好方法。此外，「話語的反省」應屬比較容易辦到的。舉例來說，可以試想自己小時候是否曾用過份的話語傷害過母親的心，對父親的態度又是如何？還有與兄弟姐妹的相處……。乃至對妻子或丈夫、自己的孩子，一向投予怎樣的話語等，都請試著回想看看。重新審視當時是否該用更體貼的方式應對，或是有沒有別的適當說法，整個過程都將成為很好的反省。

反省是件極為深奧的事，透過反省，人們得以挖掘並辨清自己的執著何在。以我自己的情況來說，在被預測只剩一年壽命時，一般社會所推崇的頭銜等等事物，在我心牆上霎時如粉化的油漆般片片碎落；當時我想：「那些事物根本不重要」，我更關心的是，該如何讓剩餘的生命過得有意義。頭銜或是社會地位等均無法帶到來世。放任這些事物如標籤似地黏在自己身上，這份執著只會使人難以順利地前往靈界。而為了消除這股執念，反省是不可欠缺的步驟。

人死後將會前往與自身心境相符合的世界去，透過這般反省的過程，拂去心上的塵垢，便能讓自己向天國世界更進一步。並且，那亦會成為治療的一股推力。

「善有善報、惡有惡報」如此邏輯延伸至來世

然而，之所以需要反省的理由，那是因為在心的世界，存在著一個嚴謹的法則呢。

聖經裡有段提及「人將收獲自己所種的」之內容。這話說得極為含蓄，實則有深入的意義。我們所播的種，也分成好與壞。播下惡種會結出惡果，明知如此，我們還是得自力收成；播下善種得到的善果，自然也能收獲入袋。也就是說，這句話要告誡我們的是，果實將長成善果還是惡果，全看自己播下怎樣的種子而定。

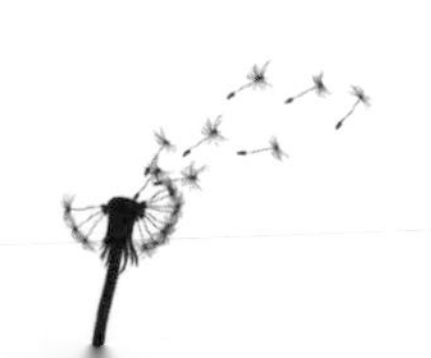

佛教的教義裡也有一模一樣的訓誡。那就是「善有善報、惡有惡報」。行善事，身邊就會有好事發生；行惡便會遇上壞事。也就是因果的概念。

這些法則不僅適用於世間，在來世必然也通用，否則就不合道理了。假設有一個人，在生前的世界壞事作盡、獲得好處、痛快地死去。或許有人會想：「那個人總是在欺瞞，恬不知恥、為賺錢不擇手段，最後甚至拍拍屁股一走了之，太不公平了」。實際上這個人在死後，勢必將在地獄裡受苦。也就是說，一個人不論在這個世界如何享盡榮華富貴，只要他播下了惡種，便無法避開在來世等著他的惡果。「人將收獲自己所種的」及「善有善報、惡有惡報」都是在勸誡人們，若想在來世度過好的生活，就要時常行善。這真是一個簡潔又具說服力的成功法則！

藉由反省自己，擺脫心上的塵埃，確實能讓心情越趨平穩與安定。

在此向大家談談我曾經診療過、一名年逾七十的患者的案例。

她的性格算是比較開朗、有精神的人，但隨著死期將近，她的表情也逐漸覆上陰霾。「您怎麼了嗎？」我如是詢問。「其實我跟我唯一的女兒處於斷絕關係的狀態。」

她回答；我再進一步回問：「是發生了什麼事情嗎？」她告訴我：「我因為一些小事而傷害了女兒。從那時起便完全斷了連絡。一直覺得很掛心。」於是我請護士查訪她女兒的住處，並去電取得聯繫。過沒多久，女兒於醫院現身。母女兩人實現了睽違幾十年的重逢。女兒離開之後，當天傍晚我去找她，只見她已是一臉豁然的表情。

「談得如何呢？」我這麼問，她回答：「跟女兒合好了。我向女兒承認自己做錯，她不僅接受我的道歉，甚至衷心地對我說『媽，我也有不對。』我們握著彼此的手哭了一場，心上的重擔全都卸了下來。這下子，我也能走得幸福。」如是述說的同時，臉上還掛著笑容。她成功地脫離長久以來纏繞著自己的苦楚，並在三天後，帶著安穩的笑容離世。

人生的目標是度過幸福的人生

談到這邊，各位讀者或許會關心，反省之後是不是就能夠往生前往天國呢？接下

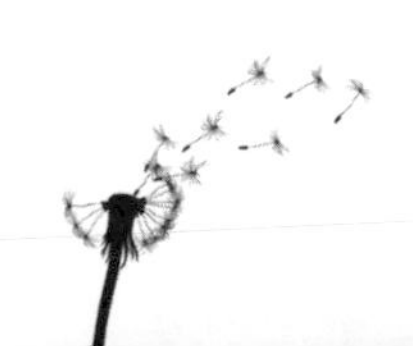

來，向各位推薦做為衡量反省成效的幾個指標。

首先，如果時常浮現「開朗」、「溫柔」、「體貼」、「勇氣」等心思的話，可以視為與進入天國的大門距離很近。反過來說，越是累積「怨恨」、「痛苦」、「憎恨」、「抱怨」、「不滿」等心思，通往地獄的門也會越加逼至眼前。所以請在剩餘的時光裡，仔細審視自己比較可能前往地獄，亦或離天國比較近；盡可能地消除將引你至地獄的念頭，增加與天國相關的心思。對於身體健康的人，反省亦有其效用。比方像是：「自己今天有沒有對家人或是其他人講了引人嫌惡的話語呢？有沒有確實表達出體貼或同理心呢？」時常用這樣的方式檢視自己的言行也是很重要的態度。

誠如「洗心革面」這個說法，若是每日藉由反省，洗滌己心，那麼心便會顯得光亮潔白。餐具持續使用一個禮拜、一個月、甚至一年都沒洗，自然會有很多洗不掉的汙垢；同樣的道理，我們的心也會沾染上各種錯誤的念頭，生成的汙漬也難以清除。每天思索「那時應該更柔軟地應對」，或是「我說的那句話是否夠體貼呢」等等進行反省，等同於每天清潔自己的心。如此一來，幸福感自將油然而生。

體會到幸福感之後，對身邊人們的感謝話語亦將隨之吐露而出。這個過程極為重要。隨著此般的循環，「我實在是很幸福，經歷一場值得慶賀的人生」之想法將自然成形，隨著肯定自己的人生歷程，感恩之情也將不斷擴大。

要點

整頓身邊各種俗事。處理財產、事業、繼承人等問題，同時推薦做好守靈、葬禮，乃至遺書的準備。

整理自己的心境。向有虧欠的對象道歉，確實和解。即便是無法見面的對象，於心中向對方致歉。

三、日日抱持著感謝之心

內心滿溢感激之情，最能由衷體會幸福。

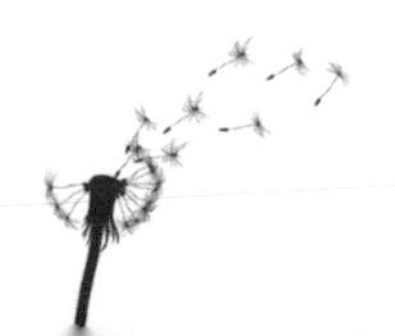

人一旦生病，難免老是著眼於自身的痛苦。這場病會治癒？還是惡化？這類的疑慮，加上身體之痛楚與內心之煎熬，很容易使人陷入宛如墜落不幸之谷底的心情。然而，正是因為處於這種情境之下，我們更應該致力體貼並感謝自己以外的人。如此一來，心情勢必將轉為沉靜，更能體會到難以言喻的幸福感。

所謂的感謝也分成很多種。至今認為理所當然存在之事物，也同樣能對其表達感謝。舉凡空氣、水，甚至能使用電力，都值得感謝。單單一條水泥路，也能為它帶給我們舒適之行車經驗一事而表達感謝。妻子能有丈夫在身邊齊心協力，值得感謝。說到最根源的一點，自己能生於世間、被賦予生命，還有比這更值得感恩的嗎？

只不過，沒有養成習慣感謝的話，一個不小心便會忘記要感謝。所以在此推薦各位要養成對萬事表示感謝的習慣。

早上起床時，提醒自己「今天也是充滿感謝的一天」；晚上就寢前回顧一整天，對今日遇上的每一個人心懷感謝；透過這樣的方式將感謝習慣化。

養成感謝的習慣，人也會變得謙虛。有了謙遜的心境，亦將進一步引發感謝的心境，形成善的循環。想到不才的自己，有幸獲得這麼多人的支持，回報的心意亦越趨強烈，這也會降低造成疾病原因的壓力。成天希望別人為自己付出，只會讓壓力不斷累積，等同於持續滋生病原，逐漸離幸福越來越遠。

為養成感謝的習慣，建議保持「和顏善語」。時常提醒自己保持溫柔微笑的表情、口說慈愛的話語。在敝人眼中，那些能夠做到和顏善語的長者都非常有魅力。在人生最後的階段仍然活得爽朗，這是多麼美好的事呀！只要願意努力，不論是誰都能擁有此般開朗的心境。

用笑容度過每一天吧！盡可能不談抱怨及不滿之事，將「謝謝」掛在嘴邊，多多訴說感激的言辭。實踐和顏善語，能使身邊那些照料自己的人們，內心受到療癒、充滿溫情。讓自己與身邊的人都感到幸福的環境就此成形。

每每深感開朗生活的重要性之時，我總會回想起接觸某位患者的經歷。

那是在二〇〇八年底的時候，患者是六十歲的女士，罹患胰臟癌。她由丈夫陪同前來問診：「攝取抗癌藥劑而沒有食慾，體力也跟著下降，有沒有什麼好對策？」我

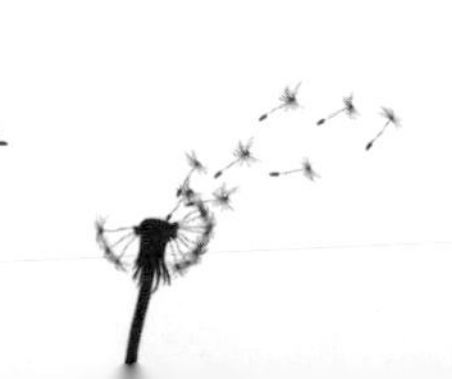

提出方案「之前已透過手術裝了埋入式導管，用這個導管打入高熱量的營養液，精神就會比較好喔！」並與他們談了一會兒。期間，患者的先生認真傾聽，太太則是淚流不止。為使他們的心境稍微平靜，我對他們如是述說。

「同樣的人生，可以不斷後悔地度日，也能想辦法讓自己開朗起來過日子。要選擇哪一邊自然是您的選擇，若想要在之後的時光裡，盡量感受到幸福的話，開朗的態度是很重要的唷！多向先生說些體貼的話，用笑容面對先生，就能替家裡帶來明朗的氣氛。妳的豁達，能支持先生更加努力工作唷！」她的病情並不樂觀，我也進一步對她談論生死觀。

「人生並不是死了就結束。請先相信有死後的世界。一點一滴，慢慢地瞭解那個世界吧！這麼一來，肯定也會改變妳利用剩餘時光的方式。」當我說到這兒，太太莫名有了精神，並說道：「醫生，我會試著跟老公一起努力看看。聽醫生說話，就有了信心，請容我下一次再來看診。」

過完年，二〇〇九年一月，新年氣息逐漸淡薄的時期，這名患者再度來到醫院。

在候診區發現她身影的護士，一臉驚訝地跑來對我說：「醫生，那位患著笑容滿面地坐在那兒呢！」待她進入診間，我詢問上次看診之後的情況，對方表示最近體重慢慢回升，精神越來越好。本人看起來越加容光煥發。這天醫療諮詢的過程中，開朗的表情從未自她臉上消失，與前一次問診時給人的印象大相逕庭。

其後約一個月，患者的丈夫捎來一信，告知我患者已過世的消息。想必他也從某處聽說過我的病情。他在信裡寫著：「醫生自己的情況也很棘手，卻仍樂觀地與內人談話。期間雖不長，內人也確實因醫生的一席話而重拾笑容。深表感激。承蒙您向我們述說死後的世界，這個觀念同時也為我在失去妻子之後的心境，帶來些許安慰。更給了我今後繼續努力工作的動力。真的非常感謝您。」

是要沉溺於失去愛妻的絕望感，亦或理解靈魂世界的真相而抱持著希望活下去，他未來的人生勢必將隨著這道抉擇而徹底不同。抱持著靈性人生觀，以爽朗的笑容活在感恩的情緒裡，這對夫妻做到了這兩件事，我想他們倆在最後的這一個月裡，肯定每日都真實感受到幸福。先行前往來世的妻子，以及將繼續於此世邁步前行的丈夫。

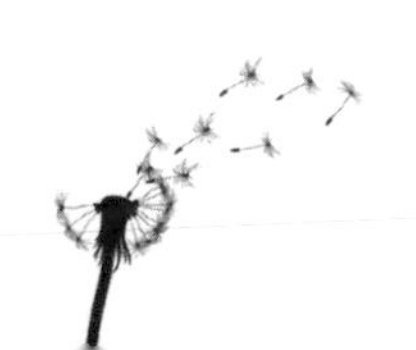

希望這對賢伉儷，即便分屬於來世與世間，兩邊均能迎向幸福的未來——。沒錯，我真的如此衷心祈禱著。

不論是患者或其家人、負責照顧日常生活或病榻生活的醫療人員，乃至現正健康度日的男女老少等，由衷盼望所有人們均能在生活裡實踐以下的三個要訣，懷抱著安全感與感謝之情，以幸福的往生為目標，走上今後人生的道路。

要點

每天早晚，對著鏡子練習笑臉。

在所有事物裡找出感恩的源頭。

將「謝謝」當成口頭禪。多多向家人或看顧自己的人們，用言語表達感謝。

第一篇 結語

罹癌一事雖在預料之外，然而也多虧這場病，我親身站上患者的立場，有了許多新發現，更有不小的成長。

長年致力於末期醫療的經驗之下，我多次深切感慨，同樣是生病，有人能過得幸福，但也有些人無法得到這樣的解脫。於是我更堅信，要想擁有幸福的日子，最大祕訣就是確實理解靈性人生觀，也就是本書一再強調的「人死後，靈魂將在死後的世界繼續生活。這一次的人生中所學到的事情，將為下一個階段帶來影響。」

承蒙與幸福科學的邂逅、遇見大川隆法先生的著作，受到這股信仰之引領後，直到今日，我這基於靈性人生觀的人生，每一天都被幸福包圍著。即使生了病，亦未因此自暴自棄，能夠繼續心平氣和地過日子，真有道不盡的感謝。

對於前往死後世界的旅程，我已有了萬全的準備。我也會親身實踐我提倡至今的離世之姿，面帶笑容、滿心喜樂地邁向往生。

下一輩子，或是下下輩子，肯定還能再與大家見面，我衷心期待著。容我先走一步，到那個世界靜候重逢的時刻。屆時我們再一起聊個痛快吧！

最後，給我最愛的妻子，自學生時代起四十餘年，妳一直是我的最佳搭檔，給了我極大的支持，謝謝妳。我能夠在這一回的人生中達成身為醫生、丈夫、父親的任務，全多虧有妳在，真的謝謝妳。

還有親愛的兒孫們啊！我的人生因為你們，編織出更美、更歡欣的色彩。我也從你們身上學到很多。今後也請你們多多支持媽媽，並走上幸福的人生。

那麼，就此短暫別離，我先出發前往那個世界了。

二〇〇九年十二月　朝日俊彥

獻給我的父親

西口園惠（筆者之長女，婦產科醫生）

我家的生活，一直以來都是祖父母、雙親、小孩三代同堂。大家庭同住的生活總是有悲有喜，不乏各式插曲與小故事。有人身體硬朗，也有人生病；有人過世，更有新的家人誕生。屋裡向來熱絡又融洽。

十年前，我的祖父母都還在世時，若有哪一位生病，便由全家人輪班前往醫院。最後一段日子則均在家裡進行照護。母親與當時還是大學生的我協力合作，兩個人包下從家事到看護的大小事務。如今輩份往前推了一代，母親仍然習慣以我為中心進行討論，並調整各種事項。我們未感恐慌甚至狼狽的狀況或許會讓其他人感到奇妙，我想這是因為，在大家庭裡成長，特別能體會生與死是極其自然地存在於生活中之道理，亦可謂之為朝日家的家風。

既然是大家庭，家事的份量當然也不會少。由於我們都有自己的工作，照顧六名孫子們的工作幾乎都由母親一人擔起。如此忙碌的母親，無瑕為父親的病情多所痛心，日日勞頓於料理、洗衣、打掃等工作。

我想母親一定在意地不得了，只是被忙碌給分了心。這般剛強的母親，僅僅一次，表露出寂寞之情。正是父親也有寫到的「一個人睡那麼大一間寢室，感覺有點寂寞呢！」這句話。為了方便我與丈夫一起同住，家裡在幾年前重新裝修過，雙親的寢室空間也跟著擴大。母親聽聞父親罹患之病名時，像在臉上寫著「怎麼會」的那個表情，至今仍歷歷在目。那一秒之前的母親，肯定描繪著夫妻兩人未來也將在新蓋的家裡、感情融洽的生活景象。

二〇〇九年四月，我女兒的出生更為家裡帶來新一波的笑聲與明朗氣氛。一般人常將剩餘壽命的關卡設在季節行事之上，例如「有沒有辦法過年呢？」、「可不可以欣賞到（明年的）櫻花呢？」而父親則是思索著「有沒有機會與孫女見面呢？」，將餘命託付在我女兒的出生一事之上。父親的希望有幸得以實現。生產當天，父親正好為接受抗癌藥物的治療而前往同一家醫院，他喜出望外地來探視剛生完小孩的我，著迷似地凝視著第六個親孫的表情，令我難以忘懷。

望著當時的父親，我回想起父親還沒生病時，來找我探望第一個孫子時的事情。同樣是生產當天，沒有事先通知，父親突然地現身於我所在的岡山的醫院。父親聽聞我順產的消息，工作一結束便急忙搭上渡輪，從高松趕來，說著「我來看長孫一眼」，仔細凝視著孫子的臉，不過二十分鐘又忙不迭似地離去。無論多麼忙碌，父親總是會騰出時間來探望。我所認識的父親一向都是如此。

我的先生接下診所的工作後，父親有了空閒，更時常照顧著出生才沒幾個月的孫子。即便因抗癌藥物而身體略有不適，仍拼命擠出笑臉好逗孫子開心。父親的笑容，總能為我們的生活抹上一道幸福的色彩。

父親癌症發病一事，亦令我深感命運之不可思議。比如說，父親發病時期與我懷孕期間重疊。我孕吐的徵候起於二〇〇八年八月底，彷彿相呼應似地，九月底時，父親確定罹癌。身體不舒服、食慾不佳的症狀同時出現在我們父女兩人身上。

一邊是由於抗癌藥物的副作用，一邊則源自孕吐，總而言之食不下嚥的一對父女。當臉色欠佳的父親落座在眼前時，我偶爾會陷入「啊！那兒也有個正苦於孕吐的我」的奇妙念頭裡。更莫名的是，我倆常常想吃同一種食物。當我說「烏龍麵的話，還勉強吃得下」，父親也跟著表示「其實我也是」，最後兩個人一起享用烏龍麵。

我在生下孩子及父親在嚥下最後一口氣時，也像是父女一同驗證了「心念必實現」的道理。我一直很希望能在星期五生產，星期日出院，以期能在星期一時幫念小學的孩子們準備早餐、課本及送他們出門。這個念頭似乎成功傳達到我的肚子裡，當時陣痛始於天亮前，孩子於週五一早出生。我也順利在週日便出院、回到家裡。

二〇〇九年十二月初左右，父親寫完了本書的原稿，身體則愈見衰弱。癌症的病變轉為強勢，腹腔積水、食慾低落，持續的內出血造成貧血症狀加重，連簡單活動身體都很吃力。父親幾乎一整天都在床上度過。全家人每日照例聚集在餐廳的時刻裡，父親的位置也越來越常空著。

於此時期，父親尚未失去意識前，常在寢室裡與我或是我先生討論自己的安寧緩和醫療方式，務求能平穩且不帶痛苦之情度過剩餘的日子。

當時父親對我們說：「可以的話，不想影響診所的運作，最好能撐過新年假期呢！」朝日診所的收診一向為預約制，為了父親的葬禮而必須休診時，便得動員診所內全部的人，一一聯絡已預約的病患。父親介意的就是這個。門診預定開放至十二月二十九日，父親約自十二月二十日後便陷入意識矇矓的情況，在母親細心努力的照護之下，一如父親自己的期望，於十二月三十日天亮前，安穩地踏上另一段旅程。一月四日，診所開工，順利地開啟一整年的診療業務，沒有造成已預約的病患們任何不便。

父親發病後一年出頭的日子裡，有幸擁抱更多與父親相處的時光，我覺得很幸福。誠如父親常在演講會上提倡的——同樣病死，癌症是最好的選擇。善加利用剩餘的壽命整理身邊雜務與心境，無憾地踏上旅程。父親可謂親身驗證了這個作法的重要性。說實話，我自己也從未料想過，父親歸天的日子會這麼早來臨。但願我的棉薄之力，有稍微幫助父親安穩度過在世的最後一段時光。

直到臨終為止，持續支撐著父親平靜度日的，我想是父親所懷之信仰。每每見到父親在病房或寢室裡祈禱或是瞑想時，我總不禁感慨，正因為有這份信仰，父親才會向佛神以及周遭的人獻上感謝之意，並且積極而強勁地面對人生。父親身為一個忠實信徒的姿態如此充滿光輝，作為父親於此世生前留給我最後的記憶，深深地刻劃在我心底。

養育我們的慈父、和煦引導後進的醫師、開朗地照顧孫兒們的祖父，最後留下美好的信徒之姿，是天底下最棒也最溫柔的父親。

爸爸，謝謝你，真的是辛苦你了。願你在那個世界能好好休息，迎向另一個活躍的春天。對了對了，雖然還要等上一段時間，等我要前往那個世界的時候，也別忘了來迎接我唷！

二〇一〇年一月　提筆於父親葬禮結束後

參考文獻

《人生的中繼站》（大川隆法著，中譯本由台灣「華滋出版」發行）
《悟道》（大川隆法著，中譯本由台灣「華滋出版」發行）
《超級絕對健康法》（大川隆法著，中譯本由台灣「九韵文化」發行）
《說靈》（大川隆法著，中譯本由香港「星輝圖書」發行）

第二篇

這麼想，癌症就不再可怕。

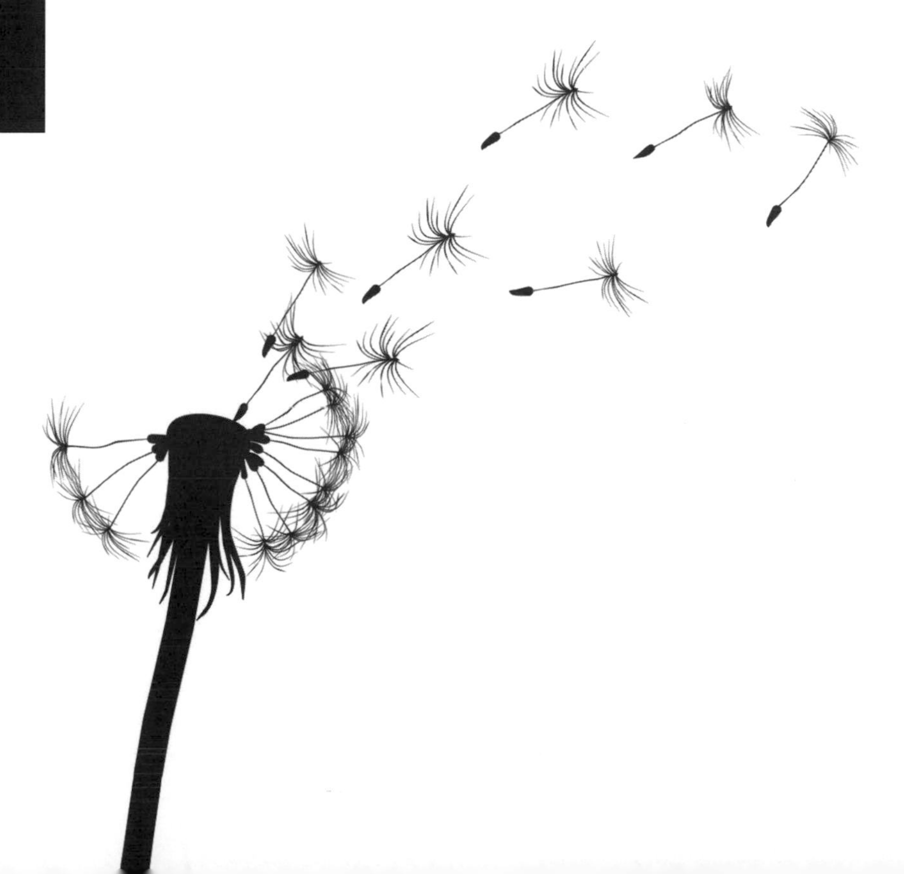

第二篇　前言

對於癌症，您是否也抱持著「那是一種極為難熬且必須經歷痛苦治療過程的疾病」、「一旦罹患便難以逃避死亡」等恐懼之情呢？當今日本，據說每兩人就有一個人曾經罹患癌症，大多數的人，對於癌症懷抱著這般不明就裡的恐懼感。

如果您也抱持如此心態，希望您能閱讀本篇。待您讀畢，想必恐懼感亦將隨之消逝殆盡。

本篇將介紹讓人們不必再害怕面對癌症的「嶄新治療法」，以及以幸福往生為目標之「心態及人生態度（每天的生活方式及人生觀）」。本書不僅明示人們應如何生活才不會罹患癌症、不幸罹癌之後又該怎麼應對，並且更將進一步向讀者解釋，萬一確定癌症無法治癒時，應如何整頓自己的心境。

首先，在治療法方面，將介紹敝人，海老名卓三郎（日本財團法人仙台微生物研究所・免疫療法執行長；醫學博士）所開發之「BAK療法」（自第一九八頁起詳細解說）。該治療法透過特殊方式，增加擁有極優異之消滅癌細胞能力的免疫細胞，以有效抑制癌細胞增殖。其最大特徵為幫助病患避免長期臥病在床、精神飽滿地維持正常生活，且僅須以門診方式接受治療。希望各位讀者理解到，癌症的治療法其實是各式各樣，也是有像這樣能夠「與癌症共存、懷抱著幸福感度日」的治療法。更期待以此為契機，引領人們思考透過醫療延續生命的深度意義。

並且本篇將由前香川縣立中央醫院泌尿科主任、朝日診所院長朝日俊彥醫師，以精神照護的觀點，來向各位讀者們解說預防癌症的正確心態、即便罹癌亦能保有幸福感的人生態度，以及關於「笑著往生」之祕訣。

朝日醫師在醫療的最前線付出心力長達三十五年，同時持續研究末期醫療與照護。演講活動的場次更是每年高達一百次左右，足跡遍佈日本全國各地，還時常能在電視或雜誌上發現他的身影。

人生旅途中，任誰都避不掉那名為生病的挫折，敝人衷心期待，人們在遭遇疾病時，摒棄「僅診療病情、只治療病狀、讓人生空轉一場」的醫療，睿智地選擇「關心一個人的所有面向，一邊治療病情，一邊讓人生走向幸福」的醫療。

當您面臨醫療抉擇時，若是此篇能為您多少帶來一些安全感與希望，那將是我無上的幸福。

二〇〇七年二月　海老名卓三郎

序章 Prelude 不再懼怕癌症

海老名卓三郎

不必害怕癌症的理由

「您得到了癌症。」

「您家屬的疾病是癌症。」

假如現在，主治醫師當面對您如是宣告，您會有什麼樣的感覺呢？

大多數的人可能會臉色慘白，彷彿未來霎時變得一片黑暗，絕望感籠罩全身。人很容易認定癌症是非常不吉利且可怕的疾病。

現今日本，每年約有六十萬人被診斷出癌症。恐怕大多數的病患均懷抱著如此強烈的恐懼感吧！這讓我頗感心痛。

其實癌症並不是需要過度恐慌或感到絕望的疾病，我希望可以讓更多人了解到這個事實。

首先容我逐一列出癌症造成恐懼的普遍因素，並且逐一說明無須害怕的理由。

不安(一)「療程很痛苦？」——現今已開發出不會痛苦的治療方式

首先，絕大多數人都對癌症抱持著「治療很痛苦」的疑慮。

但是平白地被恐懼或不安驅使並不是件好事。各位應該瞭解到，一般治療癌症的三大療法，並非全部都伴隨著痛苦。

所謂三大療法指的是手術療法、化學療法以及放射線療法。

手術療法是透過外科手術，以物理方式切除癌細胞；化學療法是投以抗癌藥劑，殺死癌細胞；放射線療法則用放射線照射癌細胞，阻止癌細胞細胞分裂。

以現在日本普遍施行的癌症治療方式來說，大抵會先用手術切除癌細胞，如果有殘留的部份或是為了防止轉移時，再投以抗癌藥劑或以放射線照射。

癌症在「早期」或初期階段的「第一期」（關於癌症的病程分期請參考二〇二頁的圖4）階段發現，以外科手術切除的話，治癒的機率相當高。只是手術之後，繼續投以大量抗癌藥劑或放射線治療的話，就將面臨副作用的問題。

抗癌藥劑基本上會把癌細胞與正常細胞一併殺死，因此當腸胃組織受到破壞時，會產生反胃的困擾；毛囊細胞受損的話，則將使頭髮掉落。能攻擊造成疾病之細菌或病毒的白血球也被破壞的話，就很容易得到許多疾病。

此外，藉由放射療法，以放射線照射癌細胞的同時，若連帶周圍的正常細胞也受到照射，該部分的組織亦會遭受損壞。

因治療而產生副作用的情況下，大多造成體力衰退，可能陷入經常昏睡的狀態，因此「治療癌症很痛苦」的印象，便就此紮根於大眾的心裡。

然而，現今已開發出不會攻擊正常細胞的抗癌藥劑，或是精巧使用放射線之技術，以避免引起副作用的治療方法。

世界上首次發現！使用特殊細胞的免疫療法

為消除對癌症的憂慮，容我在此介紹一種幾乎沒有副作用，被視為「第四種癌症治療法」而廣受大眾期待的免疫療法中之一的「ＢＡＫ療法」。

簡單來說，免疫療法就是強化自己體內本來就有的免疫系統，以對抗癌細胞的治療方法。之所以幾乎不會產生副作用，是因為它使用身體原本就有的免疫能力。由於具備了這個益處，近年來各式各樣的免疫療法均受到注目。

我在鑽研這種免疫療法的過程中，領先世界，首次發現了一種很會殺死癌細胞，名為「ＮＩＥ細胞」的免疫細胞。ＮＩＥ細胞存在於血液裡，隨著血液在身體內循環，是一種能保護身體免於外來攻擊的免疫細胞。我接著嘗試從血液中分離出這種細胞的方法，並以特殊的方法培養，增殖成一百億個之後，再次輸回身體內。我將自己所開發的這個療法稱為ＢＡＫ療法。

和至今為止的免疫療法相比，本療法取得血液的步驟較為簡單，且所取得之細胞

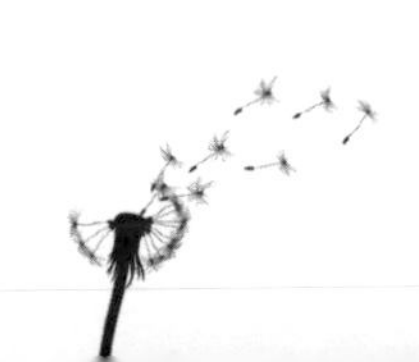

的殺傷能力更高；甚至在培養方面，可獲得的增殖細胞的數量也非常多，因此能夠得到相當優異的治療效果。除了不會產生副作用之外，NIE細胞擁有能夠分泌讓人類產生欣快感受的物質「β腦內啡」的性質，因此將增殖後的細胞輸回體內後的數日內，患者能夠持續擁有非常愉快的心情，亦為此療法的一大優點。

關於這種治療方法，將在之後的本篇第三章進一步詳細說明。

不安㈡「得到癌症會很痛？」——現今技術已可減少九成以上的疼痛

「得到癌症的話不是會痛得無法忍耐嗎？」這股疑慮想必是眾人嫌惡癌症的最大原因吧？但時至今日，已不必再擔心此事。由於知識和技術的發達，目前已能夠減少九成以上的疼痛。

由癌症引起的疼痛稱為「癌性疼痛」。七成癌病變發展中的病患以及大多數癌症末期的患者都將面臨這種症狀。造成疼痛的主因，合理推測來自癌細胞增殖，進而刺激或壓迫到患部周遭的神經之故。

患者假如有疼痛症狀，ＱＯＬ（生活品質）將明顯下降。過度在意疼痛會削弱人的力氣，也會失去食慾，甚而不想活動身體。此外，此般痛苦也難以獲得身邊人們的理解，容易進一步使患者感受到孤獨感。

不過，並不需要認為「必須得承受這般程度的痛楚」，現代醫學已能確實控制疼痛。

一般用來抑制癌性疼痛的藥品裡，醫療用麻藥的嗎啡具相當的知名度。說到「麻藥」這個字，以前給人似乎會引起不良副作用的印象。實際上，若在妥善的管理下使用，服藥後並不出現足以影響正常生活的副作用，更能妥善消除疼痛，實為一種良藥。

開始服用一星期左右，可能會出現便祕、反胃、嘔吐等症狀，只要搭配抑制這些症狀的藥品服用，就能夠暫時消除這些症候。服用期間來到兩週左右時，這些不舒適症狀便會自然消失，因此無需擔心。

近年來，使用嗎啡的治療方式急速普及，業已研發出可供患者在家服用之口服嗎啡等好用的藥品。

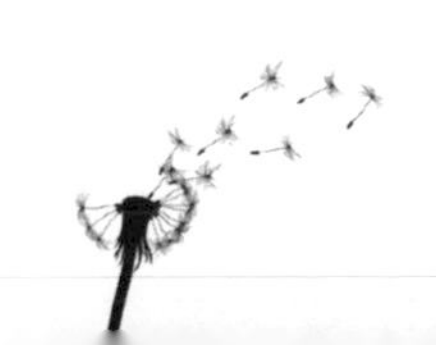

關於去除疼痛的療法，實際施行於安寧療護病房（消除伴隨疾病而產生之各種不適感與痛苦的專家及設備資源，均集中於該病房），或可向具備安寧療護知識與技術的醫師洽詢。

順帶一提，為接受BAK療法而前來拜訪我的病患，如果已身懷這類疼痛狀況，我也會介紹患者轉診擁有相當豐富的消除疼痛之知識與經驗的醫師。

不安(三)「癌症是不治之症，得了會馬上死掉？」——不少人成功治癒

被診斷出罹患癌症而深受打擊，想必源自於「我是不是馬上就會死了？」的想法。

不過，現今醫療技術越來越發達，即便確定罹癌，我敢說約有半數的人，病情屬於具可治癒之傾向。「五年存活率」這個詞彙經常被用來當做癌症治療效果之預期指標。但這不是指「只能再活五年」，而是代表「自確診罹癌症後五年，患者尚存人世的比例」之意。也就是說，「五年後（患者）仍然活著的話，其後被治癒的可能性比

較高」。

於此，稍微檢視一下一九九七年～一九九九年的五年存活率資料（註），可發現男性癌症全體約是百分之五十九、女性癌症全體約有百分之六十六。

接著依不同癌病變部位來看：男性部分，前列腺癌約百分之九十九、胃癌約百分之七十四、大腸癌約百分之六十九。女性方面，子宮癌約百分之八十五、大腸癌約百分之七十、胃癌約百分之六十八。甚至看到近年無論男女都難以治療的肺癌，男性也有約百分之三十六、女性約百分之四十八。

BAK療法在肺癌的治療上亦有極為顯著的成果。（參考二〇三頁）

瞭解癌症療程並不一定是極度辛苦、飽受折磨的過程，癌症本身也不是無法醫治的疾病之事實後，便不再需要毫無緣由地恐懼癌症。

（註）日本國立癌症研究中心中央醫院「初次入院患者依入院年別之五年存活率的推移」（收錄於二〇〇五年「癌症統計」）

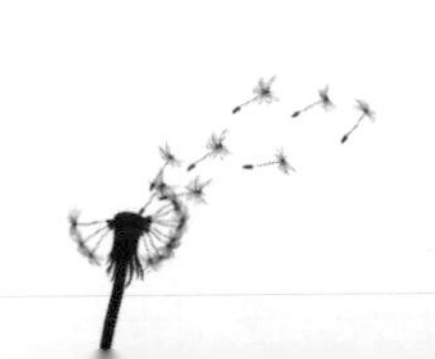

第一章 Chapter 1 容易得到癌症的人與不容易罹癌之人有所區分

海老名卓三郎

癌細胞是自己長期製造出來的

無論是誰，都會產生癌細胞！？

您知道所有的人，身體每天都會產生癌細胞嗎？雖然有一天三千個或是數萬個等諸多說法，總之人體每天都會產生癌細胞這點是事實。

一般認為，當防止癌變之「抗癌基因」無法完全抑制使正常細胞變成癌細胞之「致癌基因」時，便會產生癌細胞。致癌基因與抗癌基因合計約有兩百多個種類，其中只要有五個基因產生異狀，便將「催生」出癌細胞。而五個基因同時產生異狀的狀況通常要花上不少時間形成。

容我在此簡單說明癌細胞的種類（請參考一五一頁，圖1）。一般來說，身體組織的其中一個部位因不正常的增殖而產生的部分稱之為「腫瘤」。同歸屬於腫瘤，不會從最早發生的部位（原發部位）擴張到其他部位（浸潤），並且不會在身體內其他地方引發病變（轉移）的，稱為「良性腫瘤」。良性腫瘤在透過手術等方式切除後，即不會再對身體產生影響。

比較棘手的是，會出現浸潤或轉移現象的「惡性腫瘤」，這也是「癌症」的廣泛定義。癌症當中，病變原發於身體之上皮組織（皮膚、消化器官、呼吸器官、泌尿器官等）處的，則是「癌症」之狹義所包含的部分（癌腫瘤）。另外，若發病於上皮組織以外部位（骨頭、軟骨、肌肉等）所形成之增生組織則稱為「肉瘤」。像癌或肉瘤一樣呈現固體狀的稱為「實質固態腫瘤」，另有會侵犯血液或淋巴系統的「血液腫瘤」之分類。

既然每個人體內都會生成癌細胞，為什麼有人會產生癌症病變、有些人不會呢？這部分便與免疫力有關。未得癌症的人，即使身體產生了癌細胞，免疫細胞也會

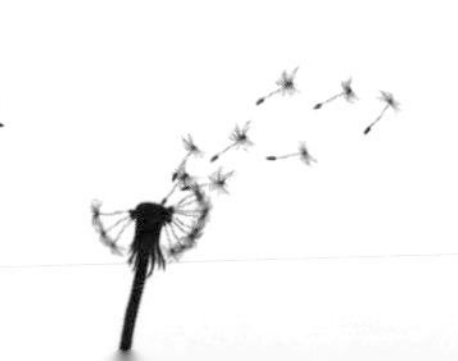

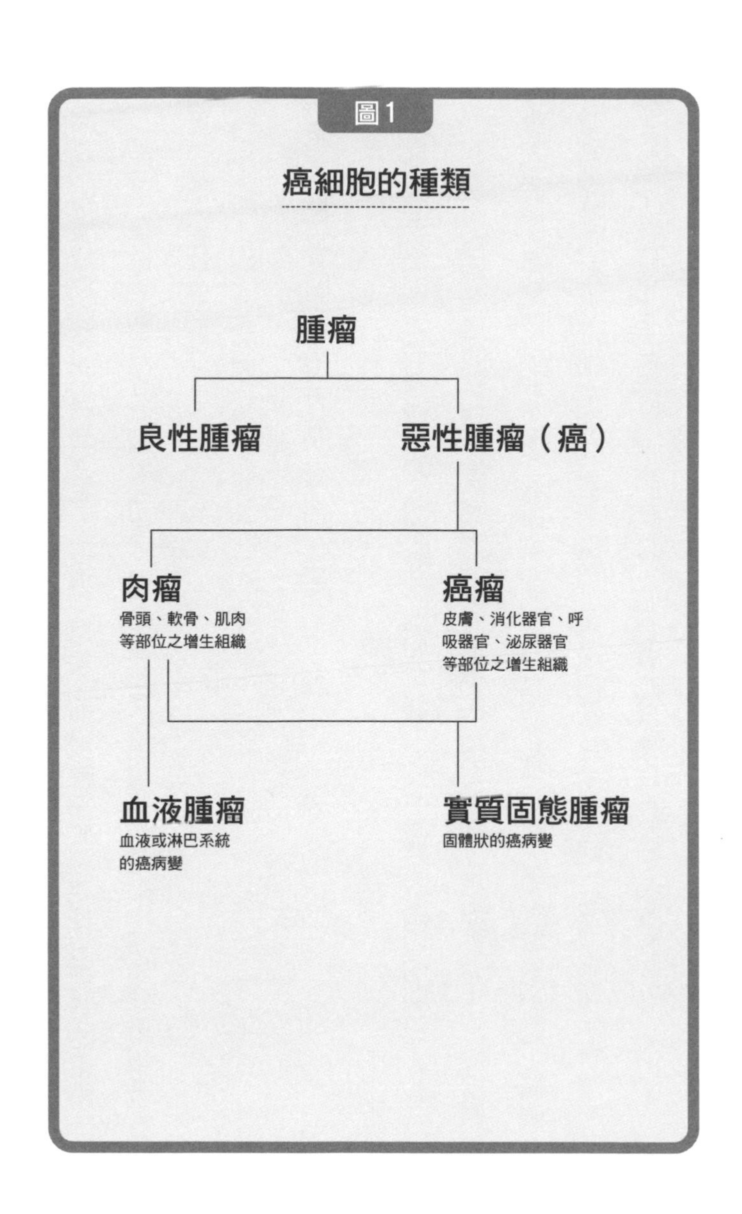
圖1
癌細胞的種類
腫瘤
良性腫瘤
惡性腫瘤（癌）
肉瘤
骨頭、軟骨、肌肉
等部位之增生組織
癌瘤
皮膚、消化器官、呼
吸器官、泌尿器官
等部位之增生組織
血液腫瘤
血液或淋巴系統
的癌病變
實質固態腫瘤
固體狀的癌病變

殺死癌細胞，並抑制癌細胞增殖。癌細胞開始發生、增殖時，免疫力無法完全抑制該現象，就會變成癌症。長期承受壓力或抱持煩惱，則被視為個體免疫力低落的主因。

那麼，實際上壓力等原因與癌症之間的關連又是如何呢？以下向您介紹相當有趣的實驗及調查結果。

連老鼠也會因為壓力而得到癌症！？

從很早以前，人們就開始認為精神狀況和免疫力之間有非常密切的關係。

我實際透過老鼠的實驗，確認了以下的結果。在老鼠身上施加壓力，將使牠們的免疫力下降，荷爾蒙也會失衡，並產生癌症為首的各種疾病。令人驚訝的是，僅僅在旁看到被施加壓力之樣本的其他老鼠們，也出現免疫力下降、癌細胞開始增殖的狀況。於此可以確定，心理層面上的壓力，確實會降低免疫細胞對癌細胞之破壞力。

人類與老鼠基本上無法單純對照，不過，就連老鼠都會因為心理壓力而得到癌

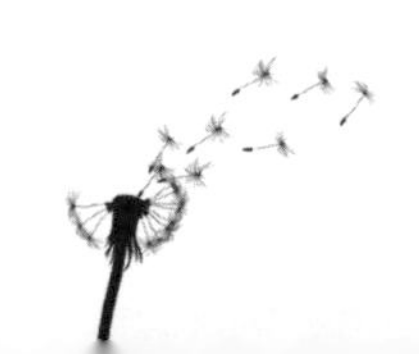

症，我們能想像，常時執行更複雜之高度精神活動的人類，勢必更容易產生此現象。

容易出現空虛感、絕望感的人……

在此提出另一個調查結果：「感受到壓力時，容易隨之抱持著特定情感的人，較容易罹癌。能夠妥善處理壓力的人，比較不容易得到癌症。」

該項調查由倫敦大學的艾森克博士及其團隊，執行地為德國和舊南斯拉夫境內（請參考一五五頁、圖表1）。A是在舊南斯拉夫的調查結果，B與C則為在德國海德堡調查所得之資料。B的調查對象為工作或生活於高度壓力環境下的人，C則是以處在普通環境下的人們為對象。

針對A、B、C三組不同對象進行同樣之實驗均得到相同結論。結果顯示，感受到壓力後，易引發空虛感、絕望感的人（Ⅰ），因癌症而死亡的機率較高。

另一方面，壓力增加時，馬上發怒、易產生攻擊傾向或暴力傾向的人（Ⅱ），因心肌梗塞或狹心症（缺血性心臟病）死亡的比例也較高。

Ⅰ和Ⅱ二種反應重複交互出現的二端流動型的人（Ⅲ），並未出現與Ⅰ或Ⅱ同等明顯的疾病偏向。

而能夠妥善處理壓力的人（Ⅳ），無論是因心臟疾病而死亡的機率，或因癌症過世的機率，二者都相當低。也就是說，接收到壓力時，會抱持極端空虛感、絕望感的人，較容易得到癌症；會轉化為暴力的人，容易得到心臟疾病；另一方面，能妥善處理處理壓力的人，很難得到癌症或心臟疾病。透過這樣的結果，我們可以得知，如何處理、消除壓力將大幅左右身體的健康。

想著「勇往直前，努力加油！」的人……

接著我提示另一個類似的說法。即使得了癌症，依據患者不同的個性，存活率亦將有所不同，這個論點的可信度同樣透過調查而證實。

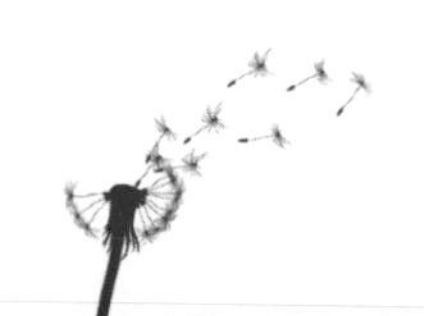

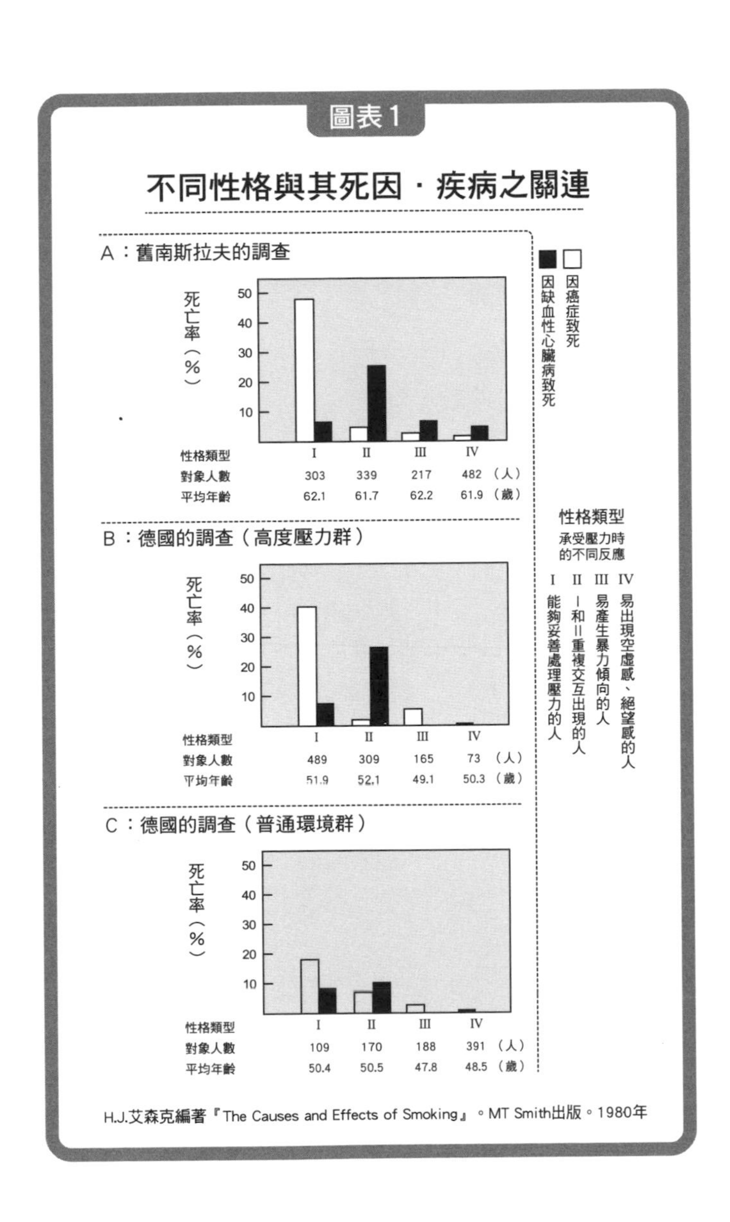
圖表1
不同性格與其死因・疾病之關連
A：舊南斯拉夫的調查
死亡率（%）
50
40
30
20
10
性格類型 I II III IV
對象人數 303 339 217 482（人）
平均年齡 62.1 61.7 62.2 61.9（歲）
B：德國的調查（高度壓力群）
死亡率（%）
性格類型 I II III IV
對象人數 489 309 165 73（人）
平均年齡 51.9 52.1 49.1 50.3（歲）
C：德國的調查（普通環境群）
死亡率（%）
性格類型 I II III IV
對象人數 109 170 188 391（人）
平均年齡 50.4 50.5 47.8 48.5（歲）
因癌症致死
因缺血性心臟病致死
性格類型
承受壓力時的不同反應
I 能夠妥善處理壓力的人
II I和II重複交互出現的人
III 易產生暴力傾向的人
IV 易出現空虛感、絕望感的人
H.J.艾森克編著『The Causes and Effects of Smoking』。MT Smith出版。1980年

該調查計劃出自英國英皇書院的佩汀格爾博士。該計劃針對乳癌患者之間，不同個性所對應之延命率調查（參考一五七頁，圖表2）。

於此圖表中，我們同樣可以看到，懷抱絕望感、空虛感之病患的生存率非常低。為了提高存活率，需要整頓出怎樣的心境，我想讀者們應該已一目瞭然。

從調查結果可以導出，擁有奮戰心的心態之存活率最高的結論；要注意的是，此處所指的奮戰心，並非是具有暴力傾向或攻擊性的意思，而是具正面意義的抗戰精神：冷靜接受乳癌這個事實，並且不感到恐懼、不陷入絕望感之中，而是抱持著積極努力、不認輸之想法。

得到癌症後的心態為何？現在我們可以理解，這對疾病的療癒的影響有多大了。

藉由卡拉ＯＫ作實驗！？

接著，再向各位介紹一個頗有意思的調查結果。

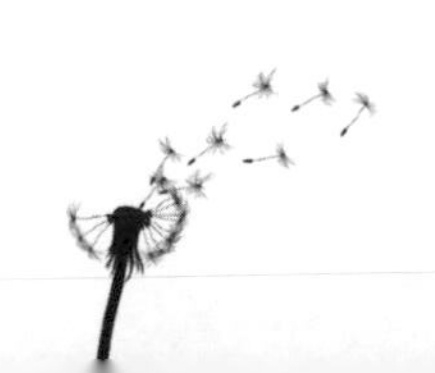

圖表2

不同性格之乳癌患者與延命率

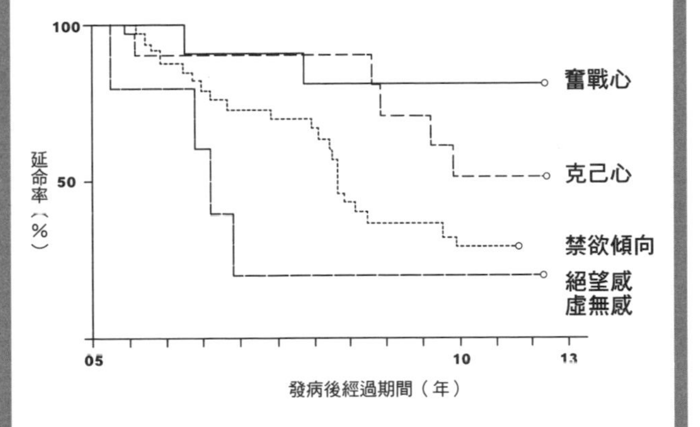

K.W.佩汀格爾等人。「Mental attitudes to cancer: An additional prognosit factor」刊載於『The Lancet』期刊。1985年

我想讀者當中，喜歡去卡拉ＯＫ的人應該不在少數。這個實驗就是使用卡拉ＯＫ機器進行的。讓喜歡卡拉ＯＫ的人和討厭卡拉ＯＫ的人，各自用卡拉ＯＫ唱歌，並且記錄下唱歌前與唱歌後的免疫力（參考一五九頁，圖表３）。

沒想到得出一個有趣的結果。喜歡卡拉ＯＫ的人，唱完歌後，能殺死癌細胞的免疫細胞之ＮＫ細胞增強了；討厭卡拉ＯＫ的人則減少了。我們可以解釋為，做自己喜歡做的事情來消除壓力，免疫力將隨之提高；反之，做討厭的事情，則會形成壓力，降低自體免疫力。

此外，一般來說，藉由相聲等喜劇表演而大笑，能增加ＮＫ細胞的活性。更有甚者，身體將分泌被稱為快感荷爾蒙的β腦內啡。我們都很清楚，β腦內啡可以舒緩疼痛並進一步提高免疫力。

這樣看下來，我們可以肯定地說，為了不得到癌症，最重要的是在日常生活中，定期以適合自己的方式消除壓力。反過來說，維持壓力未能紓解的情況，心中的疲勞與痛苦亦將持續累積；時常抱持絕望感或空虛感的生活，容易使人得到癌症。

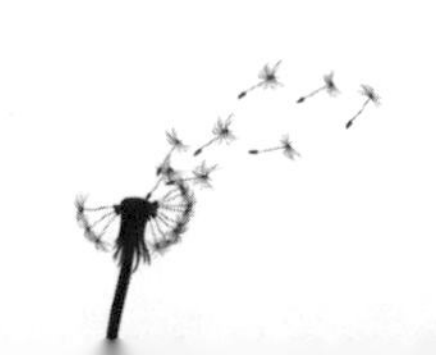

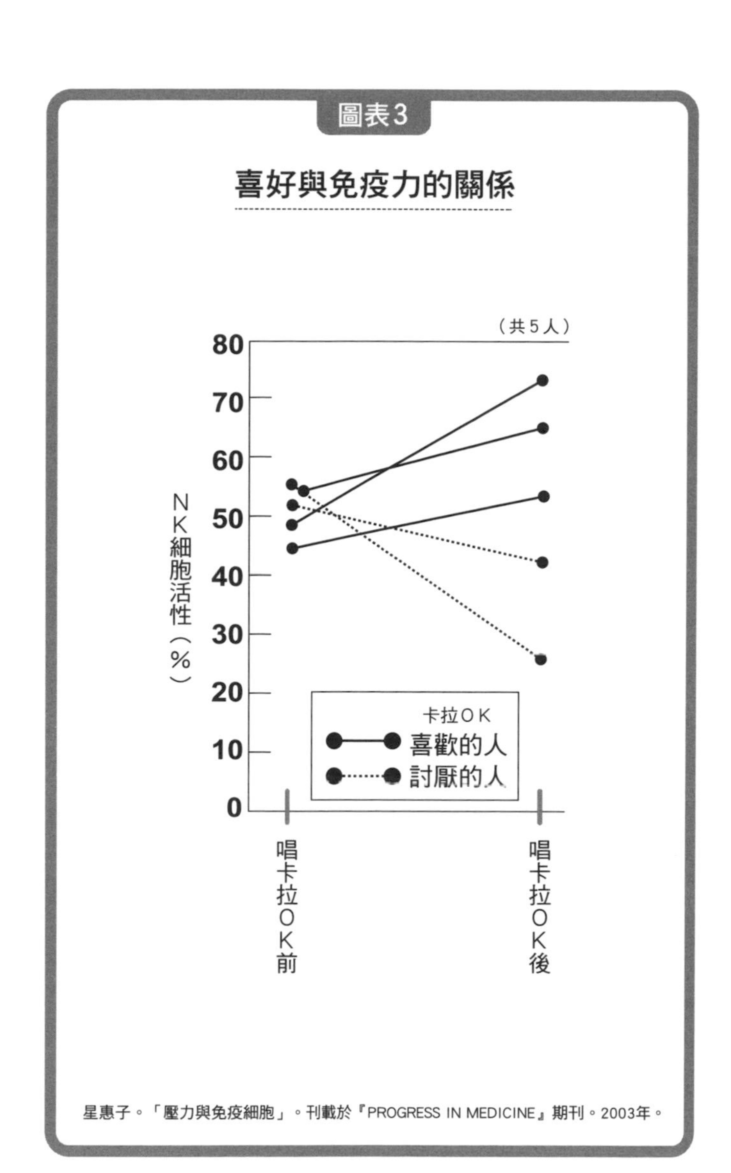

星惠子。「壓力與免疫細胞」。刊載於『PROGRESS IN MEDICINE』期刊。2003年。

連結「心」與「免疫力」的「NIE細胞」

心態與免疫力之間有著什麼樣的關聯呢？醫學界也提出了各式各樣的意見。新潟大學研究所教授之一的免疫學者安保徹老師的說法，認為二者的連接點「自律神經」起了相當大的作用。

而說到心態和免疫力之間的關係，以及心態與罹患癌症之可能性高低的連結，我認為一種稱為「NIE細胞」的免疫細胞，擔任了很重要的角色。

這個由我所發現的NIE細胞，堪稱為超級免疫細胞，是為保護身體不受外敵攻擊的一種白血球。與其他白血球相較，它對癌細胞的殺傷力特別高，而且能夠攻擊的癌細胞種類也很多。就現在來說，它對癌細胞而言是最大的天敵；詳細內容我會在本篇第三章（一九二頁）說明。

NIE細胞和其他的白血球一樣，能藉由人充滿幸福感時，腦內分泌之β腦內啡而活化。不僅如此，令人驚訝的是，NIE細胞自己也有產生β腦內啡的能力，它

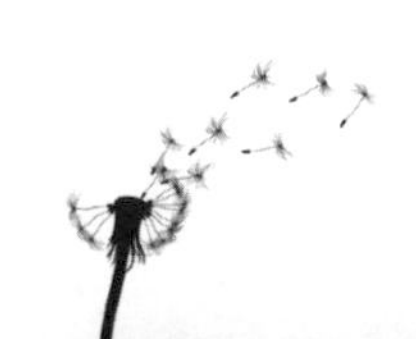

具有更加強化身體免疫力的功效。

持續充滿壓力的生活狀態，N－E細胞的活性會下降，殺死癌細胞的能力也將跟著低下。反過來說，善加處理壓力，替生活中製造滿滿幸福感的話，便可活化N－E細胞，提高殺死癌細胞的能力，促進更多β腦內啡分泌，再反回來刺激與活化包含N－E細胞在內的所有免疫細胞。從此般良性循環來看，足見N－E細胞在精神狀態與免疫力之間，盡責地執行連結，並扮演了預防癌症的重要角色。

本篇第三章（一九八頁）中介紹的BAK療法，正是專注於增加以N－E細胞為首，各種對癌細胞具強大殺傷力的免疫細胞。

著手改變心的習慣吧！

讀完本章以各種角度進行之調查的結果，以及醫學方面的見解後，您是不是也開始推算自己是容易得到癌症，還是不容易得到癌症的人呢？

既然每個人的體內每天都會產生癌細胞，為了防止得到癌症，我們需要維持身體的良好免疫力。為此，應該培養能隨時應變各種情況的心境，以消除壓力，甚而進一步針對整體人生進行整頓。

基因受到己心想法與生活習慣之影響而產生突變，長期下來而產生癌症。為了避免得到癌症，請重頭檢視您的習慣或想法，這才是真正的捷徑。

專欄

與其想著「吃了就糟了」而累積壓力，不如開心吃下對身體有益的食物吧！

當我們為了預防癌症而顧慮飲食之際，經常聽到有人提及「烤魚時的燒焦部份具有致癌物質，不該把這東西吃進嘴裡。」

但是我認為就這種程度的食物來說，並沒有必要如此神經質。

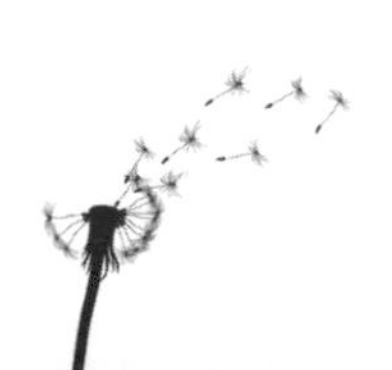

如前面所提及的內容，癌症的發生與五個基因有著複雜的關連，並且需要耗費很長時間才能形成。也就是說，偶爾吃到一點點燒焦的魚，並不足以讓基因產生突變。持續每天三餐都吃燒焦的魚就是另外一回事了，但一般並不會想這樣做的，對吧？

在我看來，總是想著「這個不能吃」、「那個也不行」而太過神經質的話，讓人擔心的反而是當事人將累積更大壓力一事。

因此關於飲食方面，想著「吃這個的話可以提高免疫力，能夠養成足以對抗癌症的體質」，進而努力積極攝取食物才是上策。

藉由這樣的心態，人能夠享受美食；用餐時覺得快樂，生活自然會變得更加快樂。

值得推薦的食物有很多，但要舉一個例子的話，我會選擇豆腐或納豆等大豆製品。這些食物當中含有大豆異黃酮，目前已知食用該成份的人，免疫力明顯提高，因而大力推薦（參考一六四頁，圖表4）。

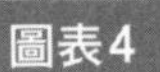

「攝取大豆製品之頻率與免疫力」

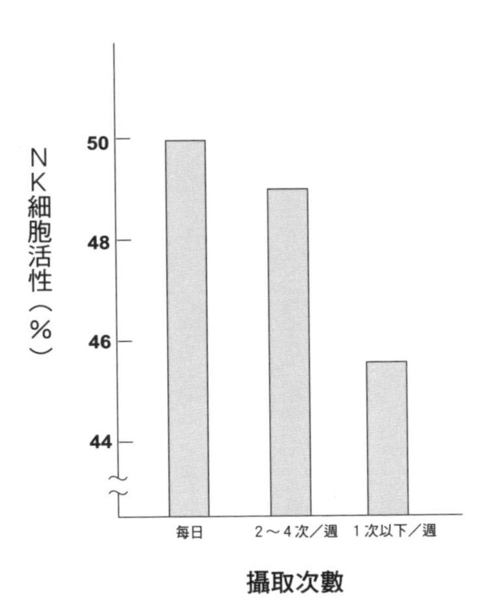

中地敬等人。「Environmental and physiological Influences on human natural killer cell activity in relation to good health practices」。刊載於『Jpn. J. Cancer Res』期刊。1992年。

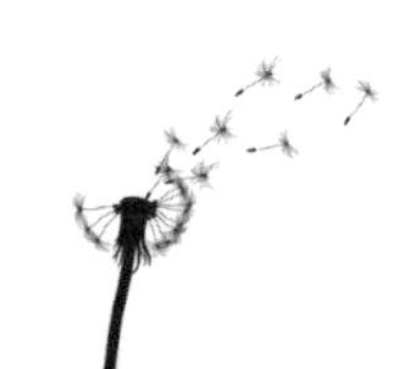

第二章 Chapter 2

選擇不容易罹癌的心態與想法——藉由習慣，有效解除內心之疲憊與壓力

朝日俊彥

正面之心、負面之心

有人說「病由心生」。敝人也認為，一個人的心境及精神狀態對其身體有很大的影響。

心念可分成正面與負面兩種；例如開朗積極的想法、充滿慈愛的念頭等，這類伴隨著幸福感的心念必是正面的。懷抱正面心念，身體狀況便會朝良好的方向發展。反過來說，長時間帶著沉重壓力、悲觀陰沉、自我中心等負面念頭的人，健康狀況也常走下坡。

任誰都期望滿懷幸福地走完人生，只不過路途上難免受到疾病的攻擊，折損了幸福感。然而，即便疾病治癒的可能性不高，並不影響我們將心境轉向正面。就結論上來說，不論面對什麼樣的情況，仍然能幸福地過日子。

在此，容我向讀者談談，為了不讓自己得到癌症，或是即便罹癌也想幸福度日，所該抱持之心態及想法。具體地說就是要告訴大家「該擁有何等人生觀、應以何種心態過每一天」。

敝人擔任泌尿科醫師三十五年，期間接觸為數不少的患者。不僅有人靠著解除壓力而成功預防癌症，也有患病仍每天放寬心胸過日子的患者；其中更包含已知疾病無法治癒，依舊懷抱著開闊的心境，著實地「笑著邁向往生」之人。

當我試著思索促成這些狀況的理由，深刻體會到心態與想法佔了極重要的地位。因此我希望藉由這個章節一同思考，為了避免罹患癌症，該有著何種正確心態與想法的習慣，以期徹底消除每天產生的壓力、並且愉快地過生活。

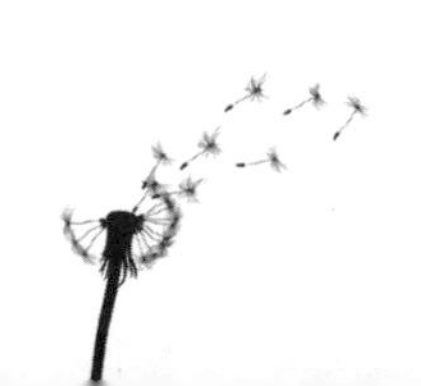

做自己喜歡的事不會累積壓力

容我提個唐突的問題，為何有能力取得奧運獎牌的運動選手們，不會過勞死？

好一陣子之前，我看到一段紀錄片，內容描述女子排球日本代表隊的選手們受到教練毫不留情的鞭策，最後於東京奧運成功取得金牌的過程。這些二十多歲的女性們，有著正職工作，除去新年假期以外，每天下班後再練習排球直到晚上十二點。即便與拚搏工作的男性相比，仍算是頗為辛苦的行程。選手們都是年輕女性，想必難免會有因生理期或其他理由而造成身體狀況不佳的時候。但是沒有一位選手在訓練期間過勞而死，代表隊成功獲得金牌之榮耀。

「說不定是因為選手們非常喜歡排球這個運動的關係？」我不禁如是想。練習想必很辛苦，但我認為，由於選手們都很喜歡打排球，即便內心有了掙扎，也能撐過去。所以過勞死的狀況不會發生在她們身上。

只要是喜歡的事情，不論做多少份量，幾乎不會產生壓力。面對嫌惡的事情，執行時心懷厭倦，導致內心不舒暢、壓力逐漸累積，進而使得免疫力下降，甚至生病。本篇第一章所介紹的幾個實驗結果，均能佐證這個論點。壓力為萬病之源，因此，努力消除壓力是非常重要的。

可以預想會有人覺得「這不是誰都知道的事嗎？」不過實際上，絕大多數的人都每天累積著壓力並且不予理會。

我自己也有過同樣的經驗。那已經是二十五年前的事了。當時我剛轉調到另一間醫院不久，每天接收許多患者們各式各樣的抱怨或不滿之情，壓力堆積、極度疲憊，每天傍晚非得回家先睡上一覺，否則便無法繼續撐下去。那段日子裡的我，甚至為了「自己的性命會不會在某一天突然結束呢？」的念頭而憂心忡忡。

也源於這樣的經歷，我在快要四十歲時認識到並學習能確實解除壓力的「想法」與「心態」，同時每天練習、努力將它培養成習慣。

多虧了這個習慣，現在已六十歲的我，幾乎感受不到壓力了。用開朗且正面的言辭與患者談話，我自己也不會因沉重的談話內容而覺得疲累，壓力自然不會堆積，身

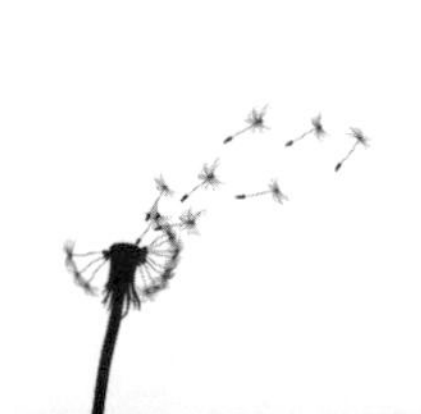

體狀況非常之好。令人驚訝的是，現在的我比三十幾歲時還更有精神。

學會能讓壓力隨風而逝的想法與心態之後，即可獲得舒適順暢的生活，我自己親身體驗並有此心得。

首先愉悅地從「形式」著手

「你說得簡單，真要實行可就……」或許也有人會這麼想吧！這也難怪，心是肉眼不可見的，也很難靠一兩句話就轉向。但是請大家放心。簡單的入門方法是有的；那就是從「形式」下手。

美國知名心理學家兼哲學家的威廉·詹姆士曾指摘：「一般認知上，感覺好像是行為順從感情支配，其實行為與感情是並行的機制。」從這個角度來看，我們確實可以訓練自己，在日常生活中產生壓力之時，立刻反應並展現能讓心緒轉為明亮的言語或行動。經過長年的練習，自然將成為慣性，之後就能輕鬆辦到。

(一)養成對事物表達感謝的習慣

首先建議各位於日常生活中，培養對萬事萬物懷抱感謝之情的習慣。同樣的環境之下，有人終日怨天尤人、心情鬱悶地過活，有人將「謝謝」掛在嘴邊、懷著感激情緒度日；這兩種人所感受到的幸福程度差距極大，時間拉長一些，兩邊的健康狀況亦將變得大相逕庭。

有一個關於感謝的訣竅。面對任何事都站在對方的立場，試想其心情。那麼便可發現自己蒙受了多大的恩惠。找機會一起練習看看吧！

感謝自己身體的每一個部位

我們身體的所有器官每天努力不懈地工作。心臟盡力將血液推出、腸與胃負責消化食物並吸收營養、腎臟則努力地將身體不需要的廢物轉化成尿液以排出體外、雙手在學習或工作上幫我們很大的忙。而當我們要四處移動時，更少不了雙腳的支援。

請在每一天即將結束之時，例如晚上洗澡的時候，對構成身體的每一個部位道謝。不僅要感激內臟，也請試著向雙手或雙腳，以「謝謝你今天也努力運作，幫了我很大的忙」的話慰勞。

對魚一樣表達感謝

蔬菜、水果、魚或肉都具有生命，我們接收了這些生命才得以存活。所以，在用餐時也該站在食物的立場考量，試著對「它們」表達感謝之情。

舉例來說，假設看到晚餐的主菜是鹽烤秋刀魚，首先我們要試想「成為菜色之秋刀魚的立場」。如果我是這條秋刀魚，肯定是在海裡自在悠遊比較快樂。然而我卻被漁夫的網子給撈了起來，最後被端上餐桌。我想秋刀魚會因此感到「真遺憾」、「不甘心」、「好痛苦」吧！

這麼一來，當我要動筷享用秋刀魚時，難免會想對它獻上一句「秋刀魚，抱歉了」對吧？

我接著再補上一句：「秋刀魚呀！你就進到我肚子裡、化為我的血肉，與我一起為世上的人們服務吧！」秋刀魚肯定會覺得很開心地想著：「太棒了，那我就跟這個人一起努力吧！」並且確實轉化為體內的營養、行遍全身，而食用秋刀魚的我亦將獲得更多精力。

不過，要是不願意這麼想，而只是顧著抱怨「這魚燒焦了，有致癌物。」、「這條秋刀魚冷凍過了，肉質也不是很厚實。」等，秋刀魚將頓失立場。「待我進到這個人的身體裡，我才不要成為這個人的血肉哩！我要馬上化為排泄物離開這裡。」總覺得秋刀魚會想如此宣言呢！

感謝腳踏車！？

即便是沒有生命的東西，也請您對它表達謝意。

我每天往返家裡與工作場所的醫院，全靠腳踏車。某天我才突然察覺到，當我結束工作、走到停腳踏車的地方時，發現腳踏車正在等著我來找它呢！霎時覺得它頗為「可愛」。畢竟它可是一句怨言也沒有，一直待在這兒等著我呢！

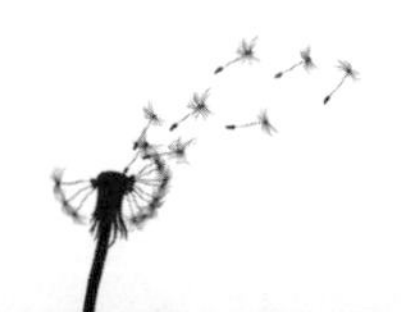

由於疼愛之情滿溢，我不禁拍拍坐墊，對它說了聲「久等啦！」接著我感受到腳踏車傳達出來的喜悅。待我坐上腳踏車、踩動踏板之後，它也「叮鈴、叮鈴」地開心奔走著。

「這個醫生，是不是腦子燒壞啦？」還請您千萬別這麼想。

感謝是能在各種時機執行、用來確認自身幸福的行為。懂得表達感謝，包圍自己的世界將隨之變得更加美好。

(二) 喜歡上討厭的人

人際關係恐怕是壓力的最大來源。光是與討厭的人共處一室，心裡便會浮現「我跟這個人真的合不來」的心思，很容易形成壓力。

但是，欲消除這股壓力，僅有喜歡上這討厭對象這一個辦法。若能針對這個目標多加練習，自己的心情亦會慢慢轉變。

喜歡上那個「自己怎樣都無法接受的人」

我年輕時也曾遇過討厭的患者。或許您可能會覺得「哪有這麼過份的醫生」，但我也是人，自然有這類的情感。

這位患者是一名罹患膀胱癌的男性。由於癌細胞已轉移至骨頭，身體各處肯定痛到受不了。他時常緊皺著眉頭、口吐怨懟之言。

我每天心情愉快地前往醫院上工，他總是埋伏在診間等我，每一句話都是抱怨。這種情況連日持續下來，我的心情難免變得沉重。

但是我也思及，身為他的主治醫師，懷抱此等心態實在不是件好事。我轉而決定要喜歡這個人。

至於我的對策，就是每天早上，從家裡騎腳踏車到醫院的這段路程間，一邊踩著踏板、一邊在腦中憶起他的臉，然後嘴上反覆唸著「喜歡、喜歡、喜歡……」。

不可思議的是，經過兩個禮拜，我對他已經沒有嫌惡之情了。到了實行約三週的時候，莫名地就喜歡上這個人了。

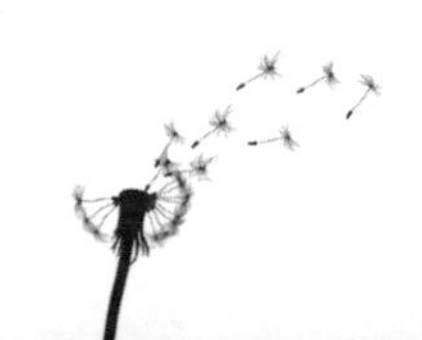

隨著我實際開口覆誦的做法，「我討厭他！」這種反射性的排擠反應下降，開始有空間去思考這個人面臨的狀況與心境。不僅如此，甚至開始能留意到他良善的一面。其後，我與這位男性順利保持良好的關係。之後該患者還是過世了，但我認為自己有成功地好好送他上路。

我想這也算是消除壓力的一種技術。別對他人抱持拒絕的心態，試著努力喜歡上對方。沒錯，努力很重要。我長期持續這樣的練習，直到現在幾乎沒有討厭的對象。沒有討厭的對象，自然也不會因此而感受到壓力。

加深對丈夫或妻子的愛意

夫婦關係圓滿健全，對於降低壓力有極大的作用。

待您讀完這本書，若身為妻子，請向您的老公獻上一句美言「老公，我喜歡你。」如果您覺得「這種話我哪說得出口！」那只是因為練習還不夠，或者說，請您試著練習看看。

比如說，在削蘋果皮時，一邊想著丈夫的臉，嘴上唸道「老公，喜歡、喜歡、喜歡。」切小黃瓜的時候也同樣說著「老公，喜歡、喜歡、喜歡。」一邊下刀。

而身為丈夫的人，建議您看著太太的臉，對她說「妳好漂亮！」這也是需要練習的。若是面對面很難說出口，一開始閉著眼睛說也無所謂。就當做被我拐騙，嘗試多說個幾次之後，便會不可思議地開始產生錯覺……當然不是這樣，而是真的會開始覺得老婆看起來很漂亮。對妻子的愛意也將隨之滿溢而出。

夫婦間互相投予此般美妙的言語，彼此的關係亦將重新產生新鮮感，增添幸福的感受。

(三)不論發生什麼事都用「真是幸運！」來解釋

不過，即便順利實行前述的建議，還不足以供我們心情愉悅地度過每一天。人的一天當中，總有許多讓人煩悶或使人沮喪的大小事發生，各種壓力的種子，粗魯地被撒到身上。

遇上這種狀況時，為了不讓心情受影響，應該迅速採取閃避行動。討厭的事、不感興趣的事，甚或無聊的事發生之時，請嘗試掛上笑臉，喊一聲「真是幸運！」千萬別小看這個方法。這是能讓你輕鬆帶過壓力的練習。就當做被我哄騙，馬上開始試看看吧。

電車從眼前開走時……

住在大都市裡的人可能無法立刻理解這種情況。以我居住區域的車站為例，電車三十分鐘才有一班。有時跑得上氣不接下氣，好不容易到達月臺時，電車在眼前無情地關上門並開走，接下來就得再等上三十分鐘。

遇上此等情況，我想比較一般的反應會是咒罵「可惡」。不過，特別是這種時候，我們應該練習用笑臉目送電車離開，甚至爽朗地高舉單手，並大喊「真是幸運！」雖然得多做個小動作，不可思議的是，執行了之後便不會感到沮喪。或許是幸運的這個言詞加上笑容，成功地轉移了注意力。總而言之，靠這個方法，就能成功閃避壓力的種子。

打高爾夫球出現界外的時候……

換一個狀況，打高爾夫球時，難免會遇上小白球咻地飛到既定路線之外的方向。打出界外時，大家想必仍然會想咒罵「可惡」。

這種使人煩躁的時刻，請目送小白球遠去，將手放上帽簷，爽朗地說聲「真是幸運！」那麼您就不會感到沮喪了。還能帶著愉快的心情揮出下一球。這也是仰賴練習才能得到的成果。

被水濺到時……

習慣以「真是幸運！」來詮釋發生於眼前的事，即便於日常生活中遇上小小意外，也能輕鬆視之。

我曾有遇過這樣的狀況。當時我帶著我們家的狗，神清氣爽地一起散步，一輛車從附近的水窪上駛過，我跟狗一起被濺起的水紮實地潑了一下，當下我也望著遠去的車尾說道：「真是幸運！」

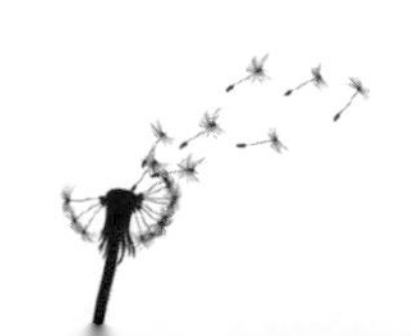

當然我也可以高喊著「給我出洗衣費！」以表達怒氣。那麼，接下來我就得懷著這般雜亂的心情完成這趟散步。

然而多虧我說了這聲「真是走運！」其後我的好心情未受影響，繼續跟狗一起散步了三十分鐘。待我回到家，襯衫跟長褲也已乾得差不多了。「發生那種狀況，真虧我還能開心地散步。」我率直地為了自己可以成功保持平穩心態而感到喜悅，那一整天都過得很順利。

要像這樣抑制怒氣、輕鬆地讓事情放水流，其實並不容易辦到。正常情況下，每每遇上這種狀況，會產生如辣椒籽般細小的壓力，最終累積造成身體的疲勞，甚至生病。

而我認為，正因如此，我們才需要多多練習，以求透過適當的言語及行動，來洗去心中的壓力，即便它很細微也一樣。

現在的我幾乎不會有沮喪的情緒，也沒有壓力堆積的問題。日復一日享受著身心舒暢的時光。

釋迦牟尼講述的厲害的「八正道」

若已經著實達成前述的訓練，可以接著學習更深入的技術，也就是不會累積壓力的「想法」與「心態」。

以我自己來說，我喜歡佛教，因此實踐了釋迦牟尼佛所講述的八正道。

所謂的八正道像是「八條正確之道」的縮寫，是透過八個切入點反省並端正自己的心念與行為。在此簡單地整理如下。

1．正見……是否有考量因果，客觀地看待事物？

2．正思……是否抱持不好的想法或煩惱？

3．正語……是否口吐惡言？

4．正業……是否有做不好的行為？

5．正命……是否端正思想、言語、行為，正當地過生活？

6．正精進⋯⋯是否每天均付出努力？

7．正念⋯⋯是否有描繪更佳良善的人生計畫？

8．正定⋯⋯是否有著正確的精神統一的時間？

一開始想要一口氣嘗試全部，或許有點困難。

以我自己來說，則是試著做到其中三點。每天提筆寫日記時，從「是否正確地看待事物」、「是否有著正確的想法」、「是否正確地表達話語」等三個角度來回顧這一天，這樣的習慣我持續了二十年。

舉例來說，如果今天夫妻吵了架，我就會回顧自己對妻子是什麼看法、心裡是怎麼想的、自己當下說了什麼話等。

僅以自己的立場來考慮事情，很容易造成偏頗，更稱不上反省。所以首先要「站在對方的立場」，回過頭來檢視自己對事物抱持的見解、想法，以及表達的言語等三個部分。接著更進一步站到旁觀者的立場，如果自己目睹別人這樣吵架，我會有什麼樣的看法？同樣從前述的三個角度去思索。

這麼一來，將察覺自己的言行可能「很幼稚」、也可能「太自我中心」。冷靜下來，從客觀的立場檢視之後，更能老實地反省自己「好像不該那樣做」，連帶消除內心的疙瘩，同時對吵架對象萌生感激之情；這會產生非常不可思議的效果。

我用這樣的方式，一邊寫日記、一邊反省自己的想法與行為，持續三年左右便有顯著成效。因為連女兒都跟我說「爸爸好像變了呢！」實際上我在與患者接觸時，甚至與家人交流時，都不再有煩躁的情緒，順利維持平和的情緒。

該如何看待那形成最大壓力源的「死亡」？

我深刻體會到，改變想法、整頓心情、養成以感謝之心度日的習慣，有多重要。

其實這個習慣不僅是避免生病的訣竅，當生病時，也能藉由這個習慣，善加整理自己的心情，以更良好的狀態迎接與疾病對抗的日子。請各位務必多方思索，探尋出

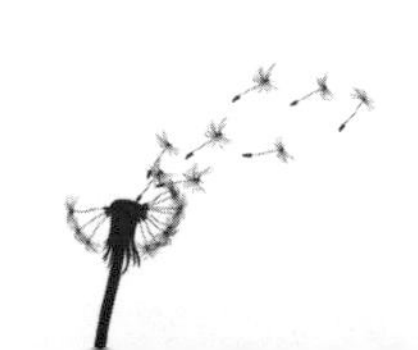

適合自己，能夠消除壓力之習慣或想法，並全力實踐。

然而，就算我們下了這麼多功夫，有一個巨大到難以消除殆盡的壓力，仍舊鎮坐在我們眼前，那就是「死亡」。

不論有沒有生病，不分職業出生，每一個人百分之一百都將面臨死亡。然而對於死亡的不理解，容易讓人們形成巨大的壓力。其中更有許多人，隨著死期逼近而被憂慮壓得快崩潰。

然而，另有一部分的人，透過某種想法，抱持著連周遭人們均感訝異的極度安穩心境，確確實實地「笑著迎向往生」，理由我將在本篇第五章詳細說明。

第三章

Chapter 3

癌症是可以透過自己的免疫力抑制的——為生活與人生帶來幸福的治療法

海老名卓三郎

用「自己的力量」治癒癌症的免疫療法

癌症治療方法的優點與缺點

我想在本章說明，在為數眾多的癌症免疫療法之中，我所研發的ＢＡＫ療法，如何在治療過程中支援幸福的人生。

在本篇序章裡業已提及，免疫療法和至今的癌症三大療法相比，治療的思考方向有很大的不同。三大療法是「使用物理的力量、或是使用化學物質與放射線等直接攻擊的方式消滅癌細胞」，而與其相對照，免疫療法是「以人為方式強化本來體內既存

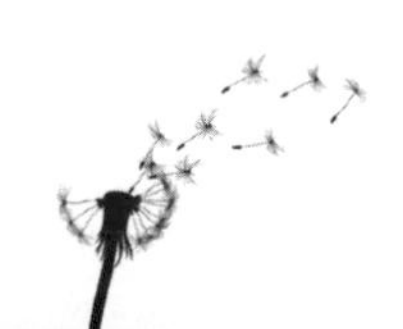

之免疫力，用以攻擊癌細胞」，也就是使用「自己身體能力」的治療方法。

免疫療法是個全新的領域，並且還有很多部分尚處於研究階段，加上病例數也不夠多的情況下，現階段暫時無法賦予它取代三大療法的地位。不過，免疫療法出現了幾乎沒有副作用，並具備顯著成效的病例。因此對於免疫療法是否能成為癌症的第四種治療方式，廣受世人的關注與期待。我試著整理了它和三大療法思考方式的不同以及優點、缺點，供讀者參考（請參考一八六頁，表1）。

藉由白血球之能力來保護身體遠離疾病的「免疫力」

「免疫」是指區別「自己身體內的組織」和「異物」（原本不存在自己身體內的東西），並且將異物排除、保護身體的這個作用。

異物可以分為從身體外部入侵的細菌或病毒之類的「外來異物」，以及受病毒侵蝕的細胞或癌細胞等「內部異物」。

表1

癌症之代表性治療方法的優點與缺點

	治療法	優點	缺點
三大療法 直接攻擊以期殺害癌細胞的方法	手術	若為初期癌症，切除後治癒的可能性極高。	不適用於廣範圍或血液裡的癌病變。身體或內臟也將因切除而機能低下。更可能間接地促進癌細胞轉移。
	抗癌藥物	適合用來應對不容易藉由手術排除之血液或淋巴系統的癌病變。	可能出現同時殺害正常細胞之副作用（但是目前亦正在開發不會殺害正常細胞的藥物）。出現副作用時，ＱＯＬ亦將跟著下降。
	放射線	對腦腫瘤（腦癌）特別有效。不必在身上動刀，患者負擔較小。	正常細胞也會因曝露在放射線下而受損。被破壞的組織大多無法復原。
第四療法 強化身體防衛力 以期抑制癌細胞增生的方法	免疫力	幾乎沒有副作用，ＱＯＬ下降的機會也不高。若為初期癌症，配合手術施行更能有效地預防復發或轉移。	許多細節仍屬研究階段，病例不足。

具體來說，「白血球」的任務就是扮演排除這些異物的角色。

白血球通常是在血液或淋巴液中流動的免疫細胞。白血球又分成許多種類，每個種類都各自分配擔任不同的角色，進行各種不同的作用。像是發揮「直接吃掉異物」、「使用武器攻擊異物」，或是「下指令命令其他白血球攻擊」等各種機能，互相合作，就像是一個高度組織化的防衛軍隊般，排除侵入的細菌或病毒，以及像癌細胞這類發生突變的細胞，以達成保護身體的任務。

免疫療法中強化的「免疫力」，一般來說會以「對疾病有抵抗力」、「用自然治癒力治癒疾病」來說明免疫力。就如同字面上「免除」、「疫病（疾病）」所表示，意思就是避免生病的力量、治癒疾病的能力。簡單用一句話來說明免疫力則是「透過白血球作用而使身體不要生病的能力」，我想這樣會比較容易理解。

癌症的免疫療法，不單僅是一個一個促進白血球機能活化，或是增加白血球的數量以提高免疫力，或者抑制癌細胞增殖，而是上述的療法的總稱。依照強化白血球的方式，或者強化白血球的種類不同，又分成數個不同的療法。

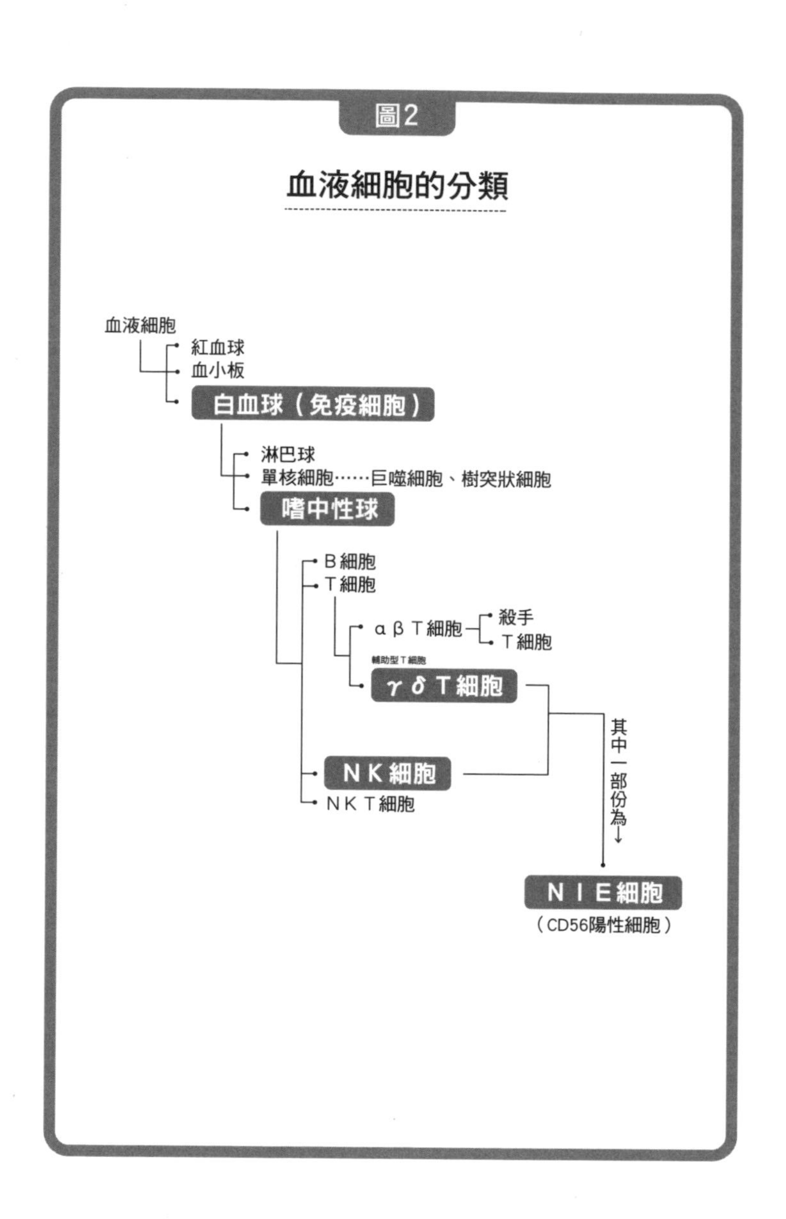

圖2
血液細胞的分類
血液細胞
紅血球
血小板
白血球（免疫細胞）
淋巴球
單核細胞……巨噬細胞、樹突狀細胞
嗜中性球
B細胞
T細胞
αβT細胞
殺手
T細胞
輔助型T細胞
γδT細胞
NK細胞
NKT細胞
其中一部份為↓
NIE細胞
（CD56陽性細胞）

簡直是防衛軍團！令人驚訝的免疫系統。

三種免疫系統與免疫細胞

接下來，我們具體檢視一下，關於存在人類身體裡令人驚訝的免疫防衛系統。免疫系統大致上可分為「先天免疫」、「中間免疫」和「後天免疫」等三種系統，各系統有各自所屬的數種免疫細胞（請參考一九〇頁，表２）。本章會盡量使用不那麼難以理解的方式來說明主要的細胞。用言語來說明的話有點難懂，但了解免疫系統的組成後，會覺得它們就像是訓練有素的防衛軍隊，進而能關注到它們活躍的表現。

到目前為止的免疫學中，除了先天免疫系統和後天免疫系統外，並沒有其他的類別。但是因為我發現了在二個免疫系統之間運作的新免疫細胞群，我隨之做了另一個類別，那就是中間免疫系統。它們是對穿越第一波攻擊部隊先天免疫系統的異物進行攻擊的團隊。

嗜中性球（Neutrophil）	遇上異物時將率先衝刺攻擊並釋放類似殺菌藥之物質的細胞。攻擊力中等。
巨噬細胞（Macrophages）	將拼命吞食異物的大胃王細胞。
樹突狀細胞	將拼命吞食異物的大胃王細胞。
NK細胞	由海老名初次發現其亦存在於血液之內且具撲殺癌細胞能力之事實。
新發現 γδT（Gamma・Delta・T）細胞	將拼命吞食異物的大胃王細胞。
新發現 NIE細胞	由海老名舉世初次發現的超級免疫細胞。 併具神經、免疫、內分泌之機能的多機能統合細胞。
B細胞	能製造出名為「抗體」的武器，用來攻擊異物。
T細胞	種類多樣；除了能攻擊異物之「殺手T細胞」外，也包含負責向其他免疫細胞發出指令的「輔助型T細胞」。殺手T細胞的殺傷力很強，但對癌細胞僅能針對部份發動攻擊（癌細胞整體約三成左右），且具備會連帶攻擊正常細胞的缺點。

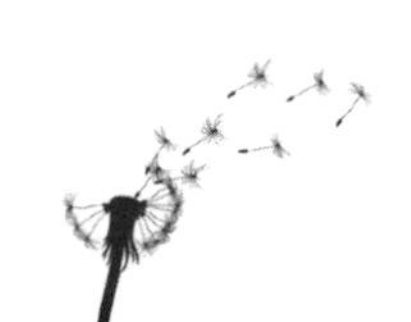

表2

三種免疫系統及其主要免疫細胞

系統	說明
先天免疫系統	發現異物入侵後，最先發動攻擊的免疫系統。為人類天生便具有之免疫細胞群。 隸屬於此系統的細胞將在發現後全面性地啃食異物，或釋出如殺菌藥般的物質，展開第一波的攻勢。在攻擊的同時向其他免疫細胞傳達「有此等敵人出現」之訊息。攻擊力並不是很強。
中間免疫系統	針對穿越先天免疫系統之第一波攻擊的異物進行攻擊的團隊。 作用於先天免疫系統與後天免疫系統之間的免疫細胞群。由海老名發現並重新定義類別。 ＢＡＫ療法中所增殖的細胞即屬於此類。
後天免疫	針對穿越先天免疫系統與中間免疫系統之攻擊的異物進行攻擊之精銳團隊。具有記憶攻擊過之對象異物的能力，下次同樣異物入侵身體時，會立刻發動強力攻擊。 例如麻疹與流感，只要罹患過一次，身體就會形成抵抗力，形成「不會二度患病」的狀態。這正是後天免疫系統運作的結果。 缺點為對於自己沒有記憶過的異物就不會發動攻擊。

中間免疫系統會像先天免疫系統一樣，無差別性地攻擊所有異物；而它的攻擊力和後天免疫系統同樣強大，它同時擁有先天免疫系統和後天免疫系統二者的能力。

新發現！超級免疫細胞「NIE細胞」

由於後面要介紹的BAK療法，是增加中間免疫系統細胞的療法，先在這邊就詳細地介紹屬於中間免疫系統細胞們的優秀運作吧！

★NK細胞（參考一九四頁，照片1）

NK細胞的NK是「**Natural Killer**（自然殺手）」的意思。當NK細胞發現因病毒等因素而產生變化的細胞或是癌細胞之類的「內部異物」後，就會去逐一殺死它們，NK細胞可謂癌細胞的天敵。這種細胞能夠攻擊後天免疫系統之殺手T細胞所無法攻擊的癌細胞類型（約佔全體癌細胞的七成）。

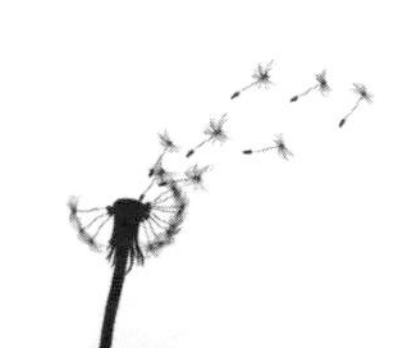

★γδT（Gamma. Delta. T）細胞（參考一九四頁，照片2）

和NK細胞一樣，都是擁有強大殺傷力的免疫細胞。

這個細胞是由諾貝爾獎得主利根川進博士所發現的。截至目前為止，普遍認定它只在腸道上皮組織中活動，但我發現這個細胞也存在血液之中，並且也具備殺害癌細胞的能力。這是世界上首度的發現。

它也和NK細胞一樣，能夠對殺手T細胞所無法攻擊之癌細胞類型進行攻擊。

★NIE細胞

NK細胞和γδT細胞之中，還有一種特別的細胞，這個也是我在世界上首次發現的。它是堪稱超級免疫細胞的細胞（參考一九五頁，圖3）。

這個細胞和NK細胞及γδT細胞一樣，擁有殲滅殺手T細胞所無法殺死的癌細胞種類的能力，而且，它的殺傷力又更加強大。

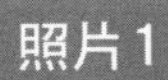

「ＮＫ細胞」

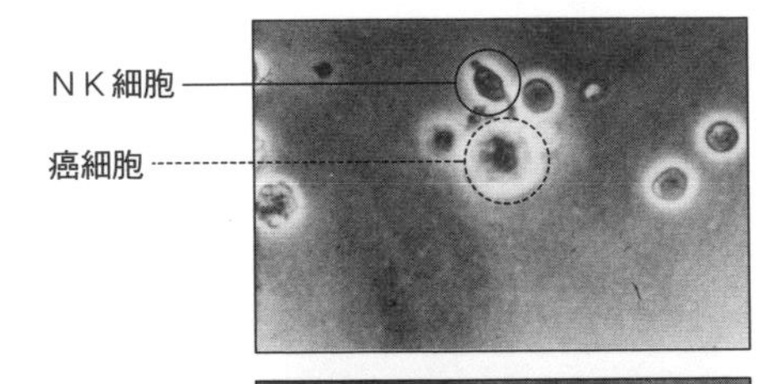

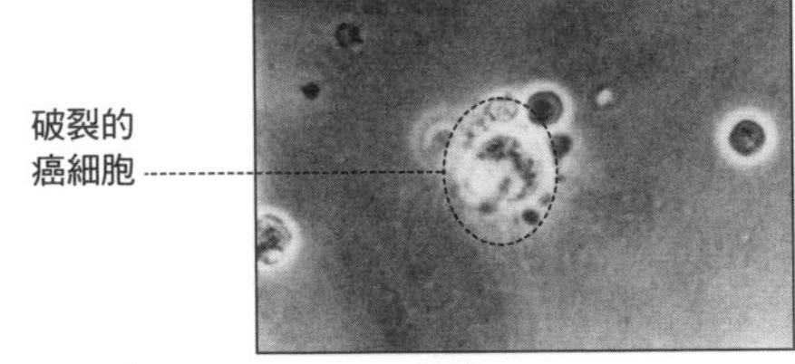

ＮＫ細胞能促使癌細胞破裂

照片2

「γδＴ細胞」

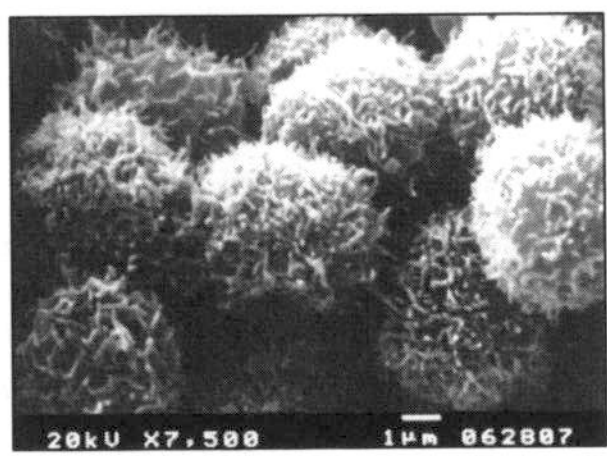

於顯微鏡下觀察而得的γδＴ細胞。

圖3

超級免疫細胞「ＮＩＥ細胞」的特徵與運作方式

ＮＩＥ為Neuro-Immune-Endocrine的縮寫。
也就是說ＮＩＥ細胞同時具備神經、免疫、內分泌等
三種細胞的機能。

免疫機能
以強大殺傷力
攻擊癌細胞

NIE細胞

神經細胞之特徵
與名為神經元黏附分子（CD56）
之腦神經細胞具備相同特徵

內分泌細胞之機能
製造β腦內啡
以產生鎮靜與止痛之作用

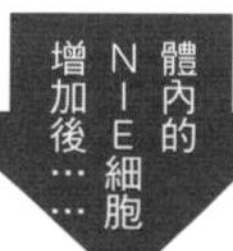

（生活品質）
QOL便會提升！

此外，它和殺手T細胞相異之處，則在於它擁有不會殺害正常細胞的特徵，因此不會產生副作用，為其優點。

更棒的是，它還會分泌一種名為β腦內啡的物質。β腦內啡是一種「快感荷爾蒙」，具有鎮靜、陣痛的功用，因此NIE細胞增加的話，心情也會變得更好。不僅如此，β腦內啡還有增加其他免疫細胞之殺傷力的作用，也就是說NIE細胞擁有增強免疫系統機能的能力。

換句話說，NIE細胞是同時擁有免疫、神經、內分泌三種機能與特徵的「多機能統合細胞」。

階段性攻擊癌細胞的免疫系統

當癌細胞產生時，三種免疫系統的各個細胞會發揮密切團隊合作去攻擊癌細胞。此等浩大而精密的系統，就像前面所說的一樣，不禁使人聯想到優秀的防衛軍隊或是

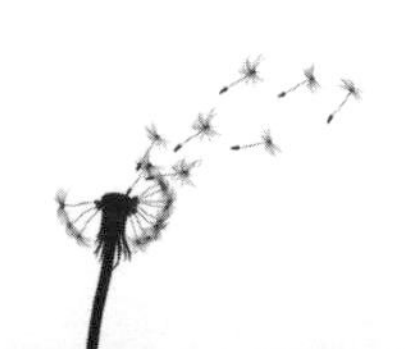

取締罪犯的警察機構。不過，如果持續感到壓力，自身免疫力下降的話，癌細胞就會趁隙悄悄地增殖。

免疫療法就是以人為的方式提高這種免疫力，控制癌細胞的治療方式。

免疫療法也分成多種類型

現在施行的免疫療法一般來說是增加後天免疫系統中的殺手T細胞，並且讓殺手T細胞記憶癌細胞種類等等，以期增加對癌細胞的攻擊力。但是，如同在一九〇頁表2中的說明，殺手T細胞所能夠殺死的癌細胞，大約僅佔全體癌細胞的三成左右，此外，它還有會攻擊正常細胞的缺點。

做為解決這個缺點的治療方法之一的，就是BAK療法。BAK療法是增加中間免疫系統中的NK細胞和γδT細胞，它們無論何者，都是能攻擊超過七成癌細胞的免疫細胞，效果值得期待。

「BAK療法」的祕密

治療程序簡單到使人訝異！

以下就來說明關於增加中間免疫系統細胞的BAK療法。BAK療法的BAK是「生物調節劑活化殺手療法（BRM-Activated Killer）」的正式英文名稱之縮寫。簡要地來說，就是使用干擾素等特殊的方法，增強中間免疫系統細胞的療法。在二〇〇七年一月十九日以「殺手活性增強淋巴球」名義取得專利。治療程序如下：

①患者初次來院時，將抽取二十CC的少量血液。

②花兩週的時間，以特殊的方法增加原先存在血液中約三千萬個免疫細胞。

③加上名為干擾素的生物調節劑提高免疫力，短短十五分鐘後，即可洗去干擾素。依上述方法處理後，能將免疫細胞增加到一百億個。

④ 抽取血液後兩週，請患者再次來到醫院，花一個小時的時間以點滴方式將培養好的免疫細胞輸回體內。

治療過程這樣就結束了。患者並不會因為副作用而昏昏欲睡，能夠過著充滿活力的生活而同時治療癌症。

由於免疫細胞的壽命大抵只有兩週，因此將處理好的免疫細胞輸回體內後約兩～三週，要請患者再度來醫院採取血液。並且隔二週後，再度把同樣處理好的免疫細胞輸回身體內，以這樣的形式每個月補充一次免疫細胞。

這個循環進行四次為一個療程。最少要進行一次療程，也就是說，四個月內，四度將自己因培養而增強的免疫細胞輸入體內。

理想上是每個月輸入一次，持續五年。但是依患者狀態的不同，可以空出兩～三個月的間隔進行一次輸入。只是間隔超過三個月的話，會出現癌症復發的危險性，這點需要特別留意。

ＢＡＫ療法的益處（一）——殺害癌細胞的能力強

透過ＢＡＫ療法增加的免疫細胞，由於它們在培養的最終階段，加上十五分鐘的干擾素，比起其他免疫療法，對癌細胞的殺傷力更高，能得到更佳的效果。

其中ＮＩＥ細胞也會分泌增強免疫力的β腦內啡，因此效果亦將進一步提升。

ＢＡＫ療法的益處（二）——無副作用

前面已數度說明過，ＢＡＫ療法，並不像癌症三大療法那麼容易出現副作用。同時也沒有像其他免疫療法中偶爾會出現的副作用。如先前所述，現在施行的免疫療法，大多是增加殺手Ｔ細胞，但是這個細胞也會攻擊正常細胞，這種情況下就會產生副作用。另一方面，因為ＢＡＫ療法中增加的ＮＫ細胞、γδＴ細胞、ＮＩＥ細胞均擁有不會攻擊正常細胞的特徵，所以沒有副作用。

此外，附加的干擾素本身是會產生副作用的，但是因為十五分鐘後就會將干擾素洗去，只將自己的免疫細胞輸回體內，因此結果上並沒有副作用。

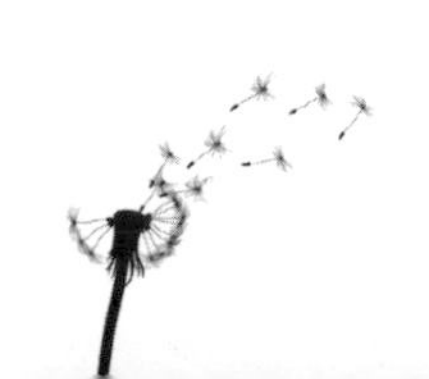

BAK療法的益處(三)——延命效果佳

到目前為止，我用BAK療法治療了約兩百位處於各個不同癌症病期的患者。

癌症的病程分期狀況通常會以五個階段來表示（參考二〇二頁，圖4）。第三、第四階段的癌症末期患者，一般來說，即使使用抗癌藥劑等進行治療，五～六個月後死亡的機率相當高，但是我到目前為止診療過的一百五十名第三、第四階段的患者們，平均延長了二十八個月的壽命。

此外，第二階段的患者們，平均延命七十個月。全部都非常有精神地活著。

而第一階段的患者，用手術切除腫瘤的話，大約有九成以上會治癒。但是透過BAK療法，針對大約10億個癌細胞組成的小於1公分的腫瘤，投予一百億個免疫細胞後，也會完全消失。

順帶一提，關於癌症治療效果的判定基準，一直以來「腫瘤大小不變」的情況會被判斷為「無效」；腫瘤如果沒有消失超過一半，都不會被認為「有效」。但是我認

圖4

癌症病程

初期癌症 癌病變僅發生於組織的上皮部位。

第 1 階段（進展型癌症） 癌病變範圍包括上皮及上皮下部位之階段。

第 2 階段（進展型癌症） 癌病變出現於原發部位附近的淋巴節之上的階段。

第 3 階段（高度進展型癌症） 癌病變進駐離原發部位較遠的淋巴節之階段。

第 4 階段（高度進展型癌症） 癌病變發展至距原發部位非常遠的淋巴節、甚至其他內臟裡。
所謂的末期癌症。

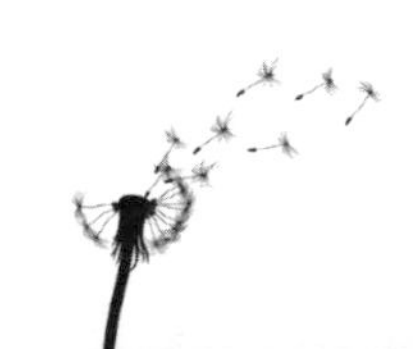

為癌症治療的方針不是只以消滅癌細胞為目的，而是「不會出現症狀即可」。我將在本章的最後一節（二一三頁），詳細說明理由。我認為如果維持「六個月以上長期不變」，能夠過著平常的生活，繼續和癌症共生的狀態，都可以推斷為「有效」。

ＢＡＫ療法的益處（四）——對難以治療的肺癌也有效

末期肺癌是非常難以治療的癌症，使用化學療法等方式治療，平均僅能延長六個月的生命。但是ＢＡＫ療法對肺癌的治療效果非常好，我自己也很驚訝。

我所負責的三十位癌症末期患者，平均生存期間為二十六個月。目前尚有十五名患者精神抖擻地前來醫院就診。其中更有延長五年以上壽命，或是七年內都沒有再復發，同樣非常有精神地來就診的人。

ＢＡＫ療法的益處（五）——治療過程很輕鬆，門診即可治療。

現在施行的免疫療法，一般在接受治療的時候，會有四小時左右的時間，兩隻手的手腕都連接著眾多機器的狀況。此外，為了要讓自己的免疫細胞對癌胚抗原產生記憶認識，時常得進行手術以取得癌症組織，因而不適用於無法進行手術的癌症。

另一方面，BAK療法如前所述，一次的治療只要到醫院兩次就結束了。第一次也只要用普通的注射器取得二十CC的血液，不消五分鐘的時間即可大功告成。第二次治療，使用點滴把培養好的免疫細胞輸回體內，也只需要一小時左右。能夠像這樣輕鬆接受治療，亦為此療法的特徵之一。

順帶一提，使用BAK療法輸入增殖的免疫細胞之後，大多數的人會說「不知道為什麼，這兩三天心情很好」。容我重複強調，我認為這是因為增加的NIE細胞會分泌稱為快感荷爾蒙的β腦內啡的緣故。

BAK療法的益處（六）——患者的QOL較高

由於QOL（生活品質）的高或低是患者的主觀問題，相當難以測定。雖然如此，經過反覆試驗，我仍嘗試以「臉譜量表」（參考二〇五頁，圖5）為基礎，設計

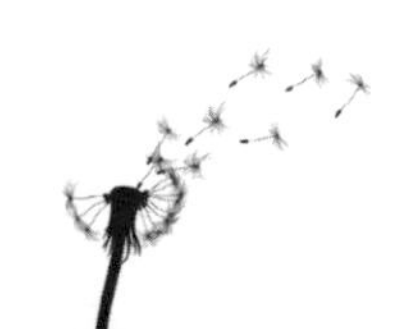

圖5

ＱＯＬ測定（１０個階段的臉譜量表）

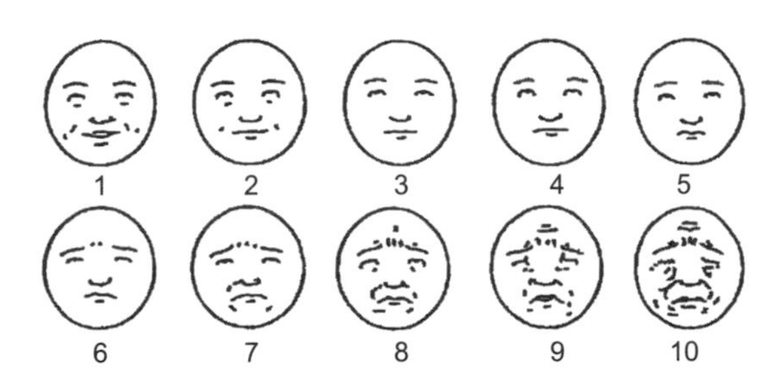

圖表5

接受ＢＡＫ療法之患者的ＱＯＬ演變

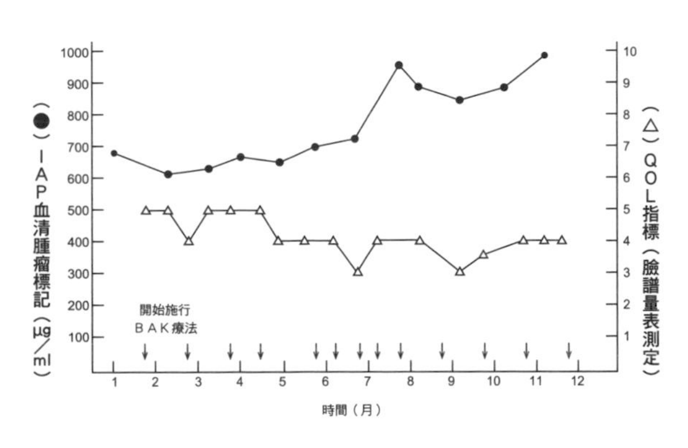

施行ＢＡＫ療法的患者，即便●的血清腫瘤指標（顯示癌病變嚴重程度的指標）升高，ＱＯＬ仍維持在理想的狀態。

出了ＱＯＬ測定法。

這種方法是請患者從10種表情中選出一個符合當下心境的表情。心情越好，就會越接近臉譜量表1。這個表情是表現得到頓悟、到達涅槃境界、在最幸福的時刻過世的釋迦牟尼佛「涅槃佛像」的臉為理想而設計出來的。

施行伴隨副作用的治療方式，ＱＯＬ必定會變差。但接受ＢＡＫ療法的患者們，在那之後臉譜量表均維持在同樣等級。隨著治療的進展，更會越來越接近等級一（參考二〇五頁，圖表5）。

ＢＡＫ療法無法適用的情況

ＢＡＫ療法主要透過培養血液等方式使免疫細胞增殖。因而無法適用於白血病等血液型的癌症，非常可惜。同樣的，處於第四期，也就是癌症末期的患者，免疫系統已受到超過一定等級的破壞，若在免疫系統極度低下的狀況下，ＢＡＫ療法的效果亦

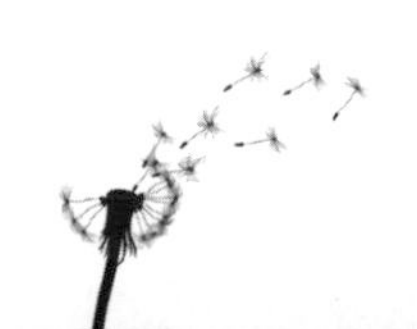

將隨著減弱；這是目前可以確定的現象。

此外，ＢＡＫ療法並不包含於目前日本保險給付之項目內。

以菇類或茶類為主而製的「生物藥劑」效果良好

另外，若情況需要，我也會採用從機能性食品中抽取出有效成份而製成之「生物製品」來進行治療。

食用從菇類或特殊茶品中抽取出的生物製品，是一種以提高免疫力或抑制癌細胞為目標的治療方法（不過這僅為免疫療法的輔助，請勿期待這樣就一定能夠治癒）。

菇類（雲芝等）

我們在二十年前，從一種叫做雲芝的菇類中，萃取出生物製品「克速鎮Krestin」，我們發現，若把它直接投到腫瘤上，有抑制癌細胞的效果。

根據使用老鼠進行之實驗的結果，在兩處癌症病徵的其中一邊投入克速鎮，連同另一個腫瘤也變小了。這不是因為成分隨著血液流到另一個腫瘤，而是因為投藥後，體內免疫細胞之一的巨噬細胞活化，展現了讓另一個腫瘤縮小的效果。

我們也發現，使用松茸萃取物（Matsumax）亦能得到相同的結果。

日本的岡山大學醫學部田中紀章教授的團隊，將我們的想法納入實際應用，得到非常鼓舞人心的成果。透過內視鏡將克速鎮投藥在胃癌第三階段的末期癌症患者身上，五年存活率從一般的百分之四十~百分之五十左右，提升到了百分之六十八，我希望今後能夠繼續多方宣傳這種治療方法。

此外，如果患者們願意的話，我也讓他們每天吞服3公克的Matsumax粉末。

茶類（Taheebo大喜寶茶）

接著來介紹一種稱為Taheebo（大喜寶茶）的茶。

Taheebo茶是一種產於巴西的茶，它是從紫葳科洋紅風鈴木的樹皮中萃取出來的

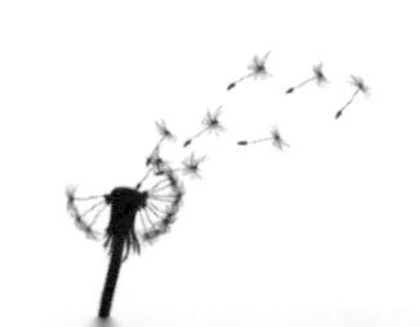

物質，這種茶包含了一種名為NQ801的有效成分。

將Taheebo茶直接投藥於老鼠的腫瘤上，能夠得到和克速鎮同樣的效果。

此外，更確認到以下三種效果。

①抑制癌細胞浸潤（指癌細胞從最開始出現的組織擴散到其他組織）

②引起癌細胞「細胞凋亡」（自殺）

③抑制癌細胞周圍微血管的生成，阻斷養分運送至癌細胞（參考二一〇頁，照片3）

這三項和提高免疫力是不同的作用，但同樣都能夠抑制癌細胞。

Taheebo茶或Matsumax在市面上都有販售，只是品質參差不齊，請特別注意選擇有科學實驗效果驗證的品項。

照片3

「N抑制癌病變組織內之微血管生成K細胞」

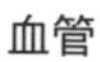

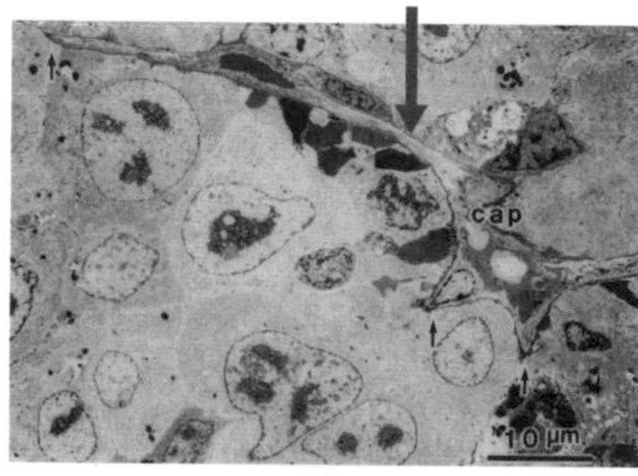

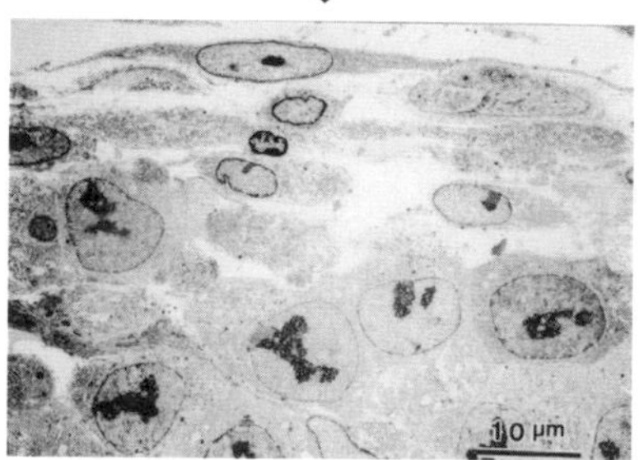

一般來說，發生癌病變之組織內，同樣會持續製造 新的微血管（如上方照片）。但在飲用Taheebo茶後， 微血管無法順利製成，便能間接抑制癌細胞的增生。

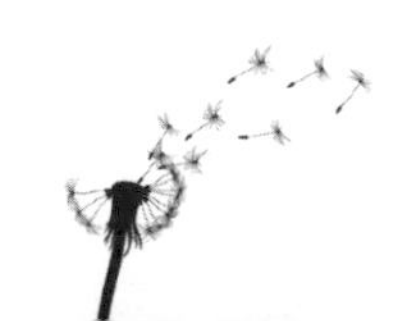

精神飽滿的病患們

於此介紹幾位實際接受ＢＡＫ療法之患者的事例（為了保護隱私，會稍微簡略）。

先以癌症發展到第二階段，透過手術切除腫瘤後，再接受ＢＡＫ療法的諸位患者們為例吧！也就是說，即便手術後仍有復發之可能性，如果什麼都不做，餘命大概只剩一年的這些人。

某位女性患者（五十歲出頭）的子宮，長了非常惡性的癌症腫瘤，自一九九九年開始，至今（二〇〇七年）接受ＢＡＫ療法有八年的時間。大約每三個月一次，極有精神地從遠處前來就診，至今並未復發。

此外，以手術切除食道癌腫瘤後，自二〇〇一年開始進行ＢＡＫ療法的一位男性（六十多歲），治療經過六年至今亦未有復發跡象，目前仍持續每三個月來醫院接受一次門診治療。

另一位女性肺癌患者（六十多歲），自西元二〇〇三年開始接受治療，至今沒有再復發，持續每兩個月一次，精神狀態良好地前來就診。

二〇〇三年開始接受治療的卵巢癌女性（六十歲出頭），現在每兩個月一次持續就醫，病況穩定。

接下來談談一位第四階段癌症末期之男性患者，其後延命許久的故事。這位患者於一九九一年被診斷出罹患腎臟癌，雖以手術方式切除腎臟，卻在一九九五年的時候發現癌細胞轉移到右肺。使用抗癌藥物治療後，仍然無法阻止腫瘤繼續增大，且副作用相當難受，因此他在一九九六年轉而接受ＢＡＫ療法。

他原先被判定只剩六個月的壽命，但自從接受ＢＡＫ療法後，癌細胞的增殖停止了。經過約三個月，在維持病況不變的狀態，持續有精神地來醫院接受診療，過著享受以短歌寫作為樂趣的充實生活（在那之後，接受治療後四十個月時，於一九九九年過世）。

他在世時，撰寫的短歌更入選地方報紙的短歌選輯，這首短歌被納入名為『街路

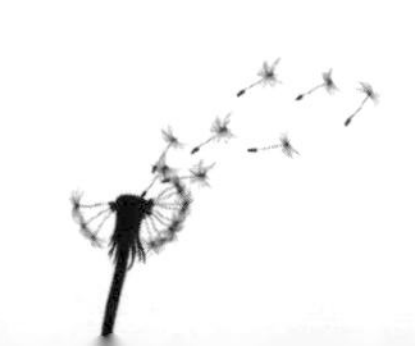

樹』的短歌集上市。作品如下：

抗癌症藥劑拒絕它的第二年　在路樹的陰影下漫步著　感受生命喜悅

從這首歌短歌應該不難窺見，他並未就此躺臥於病床，還可以用喜歡的短歌激勵自己，心無掛念，安穩地踏上前往死後世界的旅程。即使接近臨終之時，臉譜量表常時保持在較好的分數，ＱＯＬ亦維持良好狀態。

「ＢＡＫ療法」的最大益處

延命的真正目的，是為了作好準備、劃下人生美好句點

在最後，我想向大家談談ＢＡＫ療法最大的優點。

我從以前就不願進行「只診療治癒病灶或器官，白白浪費人生」的治療，而是以「診療人的全身，治療疾病，並且連接幸福人生」的醫療方式為目標。在這前提之下，BAK療法，比起治療或延命效果，更重要的是讓延命後的人生能過得充實，從這個角度來說，我認為它確實達成我的目標。

所有人都將因疾病或衰老而死亡。因此，在過世之前的期間，不要整天躺在床上度過，盡可能過著普通的生活，做一些自己想做的事，這樣的生活肯定比較幸福。就像前面所提及，我的想法是「即使有了癌症，只要不出現症狀就是好了」，因為我認為能夠繼續維持正常生活是非常重要的。

因此，在過世之前擁有一段時間，仔細地檢視自己的人生、重返初衷、維持安定的精神狀態、和周圍的人坦誠相待、克服對死亡的恐懼、讓人生美好地劃下句點的準備工作，我認為這對人類來說非常值得重視。

BAK療法正是能幫助人們實現這個「準備工作」的治療方法。

實際上，接受這種治療的人，多數人大幅延長了這段準備的期間。也有還正在為自己即將面臨死亡作心理建設的時候，就把癌症給治好了。他們勢必也對於「該如何

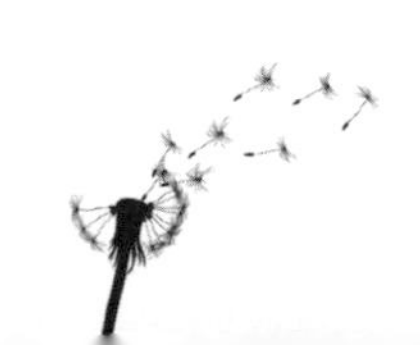

為人生劃下句點」一事，擁有相當深刻的感觸吧！

曾有某位醫師表示，ＢＡＫ療法是「拔苦（拔除苦痛）」療法，真是感謝他的鼓勵，我會牢記著這句話，激勵自己今後繼續致力於ＢＡＫ療法。

癌症或死亡已不再值得恐懼

就這樣來看，在某種意義上，可以說癌症是最幸福的一種疾病了。

由於成功開發出ＢＡＫ療法，我自己也不再害怕罹患癌症或因癌症而過世了。就算得了癌症，死期就在眼前，也能在臨終前有精神地活著，做自己想做的事情並且得到滿足感；這在諸多患者身上亦得到了驗證。

我喜歡旅行，因為工作緣由，我曾到訪世界五大洲三十五個國家，以及日本全國的都道府縣。由於這些經驗，我覺得人生就像一場持續不斷的旅程。旅行的有趣之處就在於過程，所以我想人生也是一樣的。

因為有過上述的經歷，所以我非常喜歡一邊旅行一邊吟詠詩歌的詩人，如西行法師、松尾芭蕉或良寬和尚等人。持續沒有終點的旅行，歌詠在路上所聽聞的事、人生的奧祕，亦或人世的道理，最終甚至掌握到包含深遠宇宙觀的世界觀。我也想像他們一樣懷抱著感動，繼續走在人生的道路上。我希望當我悠悠回顧時，能夠打從心底覺得「這真是一趟很棒的旅行啊！」然後於安穩的境界裡結束一生。

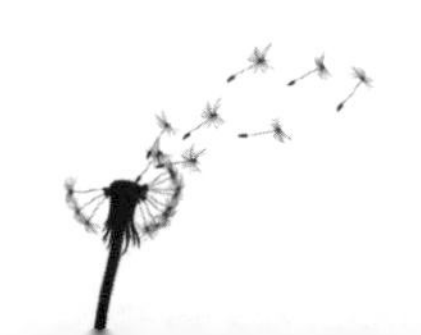

第四章

Chapter 4

癌症其實是能享受快樂的一種病——罹癌也不絕望的訣竅

朝日俊彥

以醫師的立場，「最推薦」的一種病！？

人們常認為癌症「不會落在自己身上」的緣由

「幸好得到的是癌症呢！」

我曾經凝視著患者的臉如是託出，以及「癌症是最快樂的病唷！」這句話。

或許會有人認為「一點都不體貼當事人的心情。」不過，我會這麼說，自然也是有理由的。

目前日本人排行第一的死因正是癌症。每三人之中，就有一人死於癌症。那麼，您知道排行第二的死因為何嗎？是心臟病。第三名則是腦中風。這三個死因加起來，大約就佔了死亡人數的六成。不僅如此，若以一輩子曾經罹癌的機率來看，日本人每兩個人就有一個人曾經罹患過癌症。不論好壞與喜惡，總之在日本人當中，目前最流行的就是癌症這種病。

想必會有不少人，聽我這麼一說，才會開始覺得癌症並非那麼事不關己了吧？

據我所想，大部分人總是不把自己生病，甚至就此死亡這樣的歷程視為想當然的未來，而漠然地認為與自己無關。寫到這裡，我覺得好像聽到有人大罵「堂堂醫生竟然說這麼觸楣頭的話」。然而再仔細想想，人類勢必將走向死亡，不止於此，生病也是無法避免的；在這樣的前提下，我們卻把生病甚至會死當做別人家的事，不覺得很奇怪嗎？這也難怪，當人身體健康時，總是很難將自己套入生病或死亡的假想情況裡。

那麼，既然我們難免要生大病，您會想選哪一種呢？

總結遇過各式各樣患者的經歷，我還是只能導出「最推薦的病為癌症」之結論。

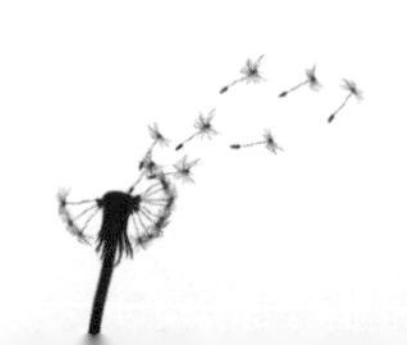

若因急病而死，就連當事人也會感到措手不及。「還有好多未完成的事情。家人們今後該怎麼辦呢？」可以想像此般擔憂與遺憾之情。換個方向看，就算當事人能夠一句「算了，隨它去吧！」而放寬心胸，留在這個世界的人仍然得面臨痛苦。別的先不提，試想那些深愛死者之人的心境，摯愛的對象突然過世，內心將被刻下極大的創傷，更將進一步對其後的生活產生影響與阻礙。

有些急症在發作後，當事人透過診治或手術而留下了性命，卻就此陷入臥床不起的狀態，必須面對嚴峻的復健。如果是這樣的狀況，看護的期間將大幅延長。看護期間一長，負責照顧工作之人的身心都無法休息，更不保證愛情不會就此轉為憎惡。當然，全心奉獻、勞而不怨的病患家屬絕對是存在的，只不過，一旦痛苦的時日不斷延長，就連患者本身也很容易冒出「實在是受夠了……」的念頭。

癌症是一種快樂的疾病

跟前述的情況比較起來，癌症確實是值得推薦的病。確診罹癌後，康復的機率約有六成。即便無法治癒，從身體機能明顯下降，到真正離開人世，通常會有大約兩到三個月的時間。這個長度的時日，幾乎不會超過負責看護之人的忍耐極限。當事人也能在踏上另一階段旅程之前，好好地向家人傳達自己的想法；對病患家屬來說，也能在看護的期間，慢慢做好與當事人分別的心理準備。

並且，同樣是罹癌，可以認為自己悲慘至極，也可以想著「算了，就是這麼一回事吧！」而平心面對。這兩種不同的態度，將在剩餘日子裡體會到的充實感也是天差地遠。

為了能在遇到的時候，寬心地想著「算了，就是這麼一回事吧！」我們或許應該徹底丟棄「我不要得癌症，絕對要避開得癌症的可能」的想法，事先說服自己「人本來就有罹癌的可能性」會比較有效，說法可能有些極端就是了。當然，抱持永遠健康

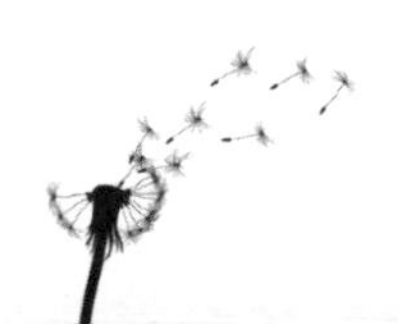

長壽的目標並不是壞事。只不過，試想「舉目望去，在這個世界上，罹患癌症並不是什麼特別的事，不必太焦慮」也無所謂吧？能夠看開的話，即使眼前出現稍微烤焦的秋刀魚，一樣能覺得美味、吃得開懷。

若我們能像這樣，一步一步地作好心理準備，某一天，想著「身體狀況有點不對勁」而到醫院就診，接著被告知「在您的身體裡發現癌病變」的時候，聽聞此般消息，彷彿之前的辛苦（？）準備順利派上用場，應能自然地產生「真是不錯呢！」的想法吧！

會使用此般半開玩笑的表現方式，也是想強調，癌症正是一種不需要那麼嚴肅面對，甚至多方擔憂的疾病。基於此般想法，我也想讓患者擺脫對於癌症這個病名的恐懼感，並希望盡量減輕患者們可能受到的打擊。

脫離憂慮及病情惡化所形成之惡性循環的四個訣竅

說是這麼說，但得知自己罹癌而生的打擊，並不那麼輕易消除。認為自己是世界上最不幸的人、滿口抱怨、憂慮逐漸加深……，很容易陷入擔憂的漩渦之中。

遇上這種情況時，希望各位能注意到自己正在促使自己陷入不幸的循環之事實，此時應試著轉換想法以期脫離這種惡性循環。

在此，我將接著向各為敘述幾個要點，這能夠讓我們在接受罹癌之事實後，仍能積極面對人生，並且保持輕鬆愉快的心境。

(一) 重新認識尚存的身體機能

「不慨嘆因病而喪失的身體機能，而是重新細數尚存的功能。」首先想要讓大家理解這個心態的重要性。在本篇第二章（一七〇頁）詳細說明過的，關於「每天對身體的每一個部位表達感謝」的習慣，若已經順利養成，這一項應該也不難辦到。還沒

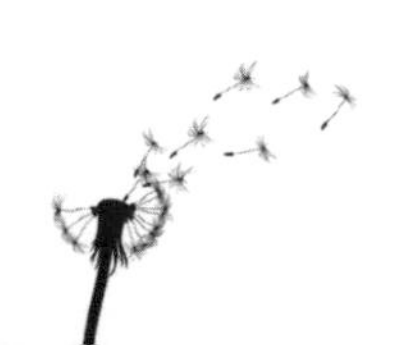

有養成習慣的人，從現在開始練習也不嫌晚，一定能辦到。

有一些人，即便生了病，仍然單單意識著自己身體變差的事實，想著「那裡還有這裡，已經變得這麼糟糕啦！」而吐露著抱怨的言詞。

我非常能理解此般心情，只不過，這種傾向過度嚴重的話，憂慮一波牽動另一波，恐懼感逐漸高升，人只會越來越沮喪，最後成天用無奈與無力的心情苛責著自己。最終只能將心門緊閉，斷絕人際關係，深深陷入孤獨之境。

讓我們試著別那麼想，轉而嘗試每天細細審視自己身體尚屬硬朗的部位。例如「手不太行但腳力還挺好的」、「耳朵還聽得很清楚」，或是「還可以正常進食」，最好可以練習成一種習慣。

「雖然身體如此孱弱，至少還能好好說話」、「有能力寫出文章」、「可以打電腦」，提醒自己並明白這些事實，自然能產生「我還能辦到這麼多事情呢！」的積極念頭。

即便罹患「肌萎縮性脊髓側索硬化症」，肌力一天比一天退化、身體越來越不聽使喚的患者們，他們的身體也每天都還在拼命工作著。用著僅存的力氣驅動眼皮、操作電腦，更能透過各種方式表達自己的意願，一切全看我們如何善加操控並使用尚存的身體機能。就算失去了原有百分之九十五的力量，人類仍然能憑藉著剩下百分之五的能量，堅強地生存下去。

如果我們能真心認同這樣的想法，勇氣、希望，乃至力量都將隨之湧現，進而獲得充實生病期間的時光、懷著幸福的心境度日等成果。

要走向悲觀，還是變得樂觀，要選哪一邊是個人的自由。不過我認為，懂得選擇能帶給自己幸福的路是極為關鍵的一件事。

(二) 試著列舉身體硬朗時覺得「理所當然」的事

接著建議各位進行的是「試著列舉身體硬朗時覺得理所當然、在身病之後卻變得困難的事情」。

「察覺」到自己的健康並非理所當然、是值得感恩之事，便能成功脫離憂慮的惡

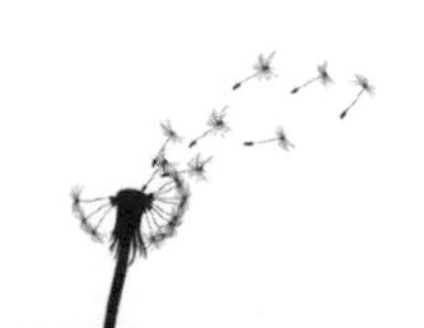

性循環。

這點亦與我在本篇第二章（第一七〇頁）所提的內容相呼應。若能對各種事物抱持感謝之心，想必也更能體會許多理所當然之事，是多麼值得感恩的道理。

待確實完成第㈠與第㈡點，浮現「一切都還有努力的餘地」之期望、成功透過「真是值得感恩」之心態獲得幸福感之後，接著就能進入第㈢個階段了。

㈢回憶自己在發病前都在介意些什麼

請盡力回想起發病之前，關於自己的所有細節。一年前的我是那個樣子，三年前、五年前，乃至十年前又是如何……，就像這樣，以年為單位作區隔，分階段細想。掌握到訣竅後，試著將重心放到各階段的自己，內心想法的變動。

這麼一來，就有很大的機會逐漸分析出，造成現在身懷疾病的原因。誠如海老名醫師在本篇第一章所敘述的，製造出疾病的是自己的心態，生活中及工作上的習慣均源自於心。於是我認為，要想治好身上的病，最需要的應該是改正疾病真正源頭，也就是改正內心想法之傾向才是上策。

說起內心的變動，想必會有許多人根本一頭霧水。若您也是屬於這一類的人，建議您深入瞭解我在本篇第二章（第一八〇頁）所敘述的「八正道」為先。

(四) 抱持「在任何狀況下，都試著替別人付出」的想法並付諸實行

人在生病的時候，很容易專注於自己所承受的苦楚上，這麼一來，不幸的感受將逐漸壯大，「希望別人為我作什麼」的念頭亦將越來越強。人類本來就常常會因為自己的期待與對方的付出之間的出現差距，而感到失落。而當人生病的時候，更容易對他人抱持過度的期望，結果就是失望的情緒越來越濃烈，連帶促使身體狀況惡化，接著也將難以與周遭人們維持良好關係。

反過來說，平時就能將心比心、開朗體貼地應對的人，內心的空間較大，即便身體狀況或外貌稍有劣化也不會亂了陣腳。更有甚者，還會出現「就算身為病人，應該也有能幫助到他人的地方吧？」的心境。

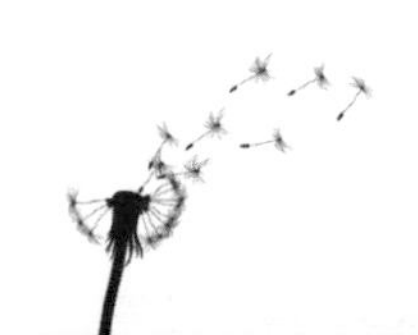

我認為這點極為重要。一旦開始埋怨「周遭的人都不願意為我付出」後，前方就只剩下宛如陷入流沙般之心境一途。我們不該選擇這條路，應該試著想「即便處於這種狀況，肯定也有機會為人付出。我能辦到哪些呢？」

佛教有云：「和顏愛語」。這是說，不論處於何種環境之下，都要保持笑容與溫和的言語，是為重要的心靈修行之一。這也是個值得試行的方法。當生病的您笑容滿面、心情平穩，負責看護或照顧您的人，他們所承受的辛苦都將有了回報，他們的內心亦將獲得療癒。因此這更是一種即便無法離開床鋪，也能實行的愛情表現。

實踐「遠離癌症三大法則」引發驚人的延命效果

接下來是一名男性患者的故事。他在七十歲時被診斷出罹患前列腺癌，並判斷所剩壽命無幾之後，竟然還幸福地度過長達十二年的時光。

依最初始的診斷結果來看，前列腺的癌病變已發展得很大，而且很遺憾地，癌細胞已轉移到全身各處的骨頭。一般來看，餘命大約只有兩到三年，最長五年內便會面臨致命危機。

當我向兩夫妻說明病情時，太太一臉憂心忡忡，當事人卻反而笑眯眯地如是對我說道：「我還有許多事情沒辦完，希望能盡力把病治好。」

「醫生跟我還有我的家人同心協力，肯定能突破難關吧！」

對上他發自內心的笑容，我不禁點頭附議，並接著說：

「若是您認真努力，我想用藥的效果也很值得期待。」

心懷感激、認為吃了會轉好的心態，確實將影響藥劑的效用。這位患者想必也是相同的情況。留院治療的情況順利得驚人，他過沒多久就出院並轉成門診治療。

門診治療時，兩夫妻總是連袂來訪。總是笑容滿面、感情和睦的賢伉儷形象使人印象深刻。先生更每每帶著一張親手寫上佳句、印有美麗應節風景的畫紙來送給我。

由於這些畫紙實在太美了，一下子突然有許多患者及醫院內之工作人員表達索取的意願，「訂單」接踵而至。這頭則不論身體狀況如何，總是掛著輕鬆的笑容、一一

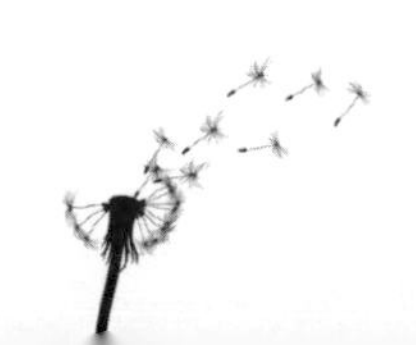

聽取要求，並於下一次的門診時依約帶來送給大家。

「多虧了大家，我才能活到現在。這只是一點小小的回報而已。」他的這一句話，令我不禁深感敬佩。

於此期間，我有幸前往聆聽一場演講。主講者為在基因研究領域頗有成績的筑波大學榮譽教授村上和雄醫師。村上醫師認為，人的染色體內包含癌的基因，而他所主張可關閉該基因之運作的方法，我將其歸納成「遠離癌症三大法則」。

①正面積極的思考。

②對萬事萬物表達感激。

③為這個世界、為他人奉獻。

我們所該做的，就是實踐這三件事。

當我向前述那位男性患者談到這三大法則時，他回應道：「從我自己的生活信條來看，我從以前就很留心這三件事。」其後，他可謂親身驗證村上醫師的理論，神采奕奕地度日。

確診罹癌之後剛過五年時，顯示癌病變擴張程度之血清腫瘤標記的數值開始上升，對藥物效果的期待值也逐漸降低。他一直到六年後盛大舉辦金婚慶賀儀式、乃至第七年時身體狀況不佳，再次入院為止，血清腫瘤標記的數值從未見下降，卻仍然很快地恢復足以度過日常生活的精力並出院。第九年時接受腸阻塞手術（末期癌症患者幾乎不可能承受得住的大手術）時，也奇蹟似地熬過術後期，再度順利出院。

於此期間，他一樣精神飽滿的前來進行門診治療，也每一次都發放畫紙，滿懷著要讓欣賞到畫紙之人受到鼓勵的心意。在第七年的那次住院時，他似乎是做好了覺悟，在入院前便安排好葬禮的細節，甚至撰寫答謝文。然而出院之後仍然充滿活力地過了好一段時間。

不過，這樣的他，在確診罹癌後第十一年時，體力變得開始無法負荷門診治療的奔波。

某一次我到他家裡出診時，很直接地問他：「對於死，你是怎麼看的？」

結果他這樣回答我：

「我認為自己走到現在，一路都很努力且充實。剩下的事就交給佛吧！我相信他們會在適當時機來接我離開的。」

看來他已接受自己的死亡，並且沒有絲毫的恐懼感。

「相當了不起的信仰心啊！」我如是說。「我從年輕的時候就一直相信佛神。佛總會給予我指引，我也盡心精進至今。」對方又給了我這樣的回應。

之後沒過多少日子，他平靜地嚥下最後一口氣。我雖然沒能參加葬禮，之後另行前往他家裡上了香。

直到過世之前，他總體貼著家人並時常向家人傾訴心聲。看著遺照，總覺得能聽見他從另一頭輕輕地說著「我活了一場極具意義的人生」，於是我也以「恭喜您了！」回答他。

這位男性，選擇了正面思考及積極人生觀，因而成功度過一段富含幸福感的時光。這不正是我們能視為典範的實例嗎？而且他不僅僅幸福地度過餘生，原本判定剩餘兩到三年的壽命，竟然延長到十二年之久，真的是非常了不起的能量。這段經歷令我深切體會到，人的想法與人生觀能夠產生莫大的力道。

與癌症「交好」的人們

接下來再容我介紹兩個與癌症友善共存的兩名患者的例子。

第一位是一名罹患惡性淋巴腫瘤的女性。癌病變在確診之後，藉由抗癌藥物的治療而一度消失，但是主治醫生表示「復發是難以避免的」。

其後，據說她每天都向自己的癌病變喊話。

「你是個聽話的好孩子，要乖乖的唷！你老實一點，我也會溫柔對待你的。若是不肯聽話、作壞事的話，就要讓你受懲罰（施打抗癌藥物）唷！要是我身體衰竭甚至死掉的話，你也會跟著消失。所以在我壽命終止前，我們就和平相處吧！」

截至目前為止，她接受抗癌藥物的治療已經過了七年的時光，沒有出現復發的徵兆，她也每天精神飽滿地度日。

第二位則是腎臟裡出現一大塊癌病變的男性患者。

我最早替他診療時，體內癌症的進展已經到了無法施行手術的程度，也就是為時已晚的意思。我預測剩餘壽命為三個月，並且照實向他說明。

他回應道：「我會跟這個癌腫瘤好好相處、繼續過活。」其後更時常撫摸著因癌症而腫大的腹部，以疼愛小孩般的感覺，對癌病變說著：「乖乖的，別讓我痛。我們一起活下去吧！」

結果，被判斷餘命僅三個月的他，之後獲得了整整三年的壽命。期間癌病變不斷成長，最後陷入進食困難的狀況，接著過世。但是在這段日子裡，他過著平穩的生活，幾乎與痛楚無緣。

這兩個例子都告訴我們，即便罹患癌症，只要別讓心境大幅振盪，與癌症友善共存，我們還是能安穩地度過最後的時光。

如今誠實告知病情已為主流

最近幾年，「知情同意」這個詞彙開始於日本普及。簡單來說，就是向患者告知病名，詳細說明治療法及治療方針，取得患者同意之後才進行治療的一種作風。

面對罹癌的患者，究竟該不該誠實告知病情的這一點，以日本來說，約從十年前開始告知初期癌症之病情，而中末期癌症的告知則是到最近才開始成為主流。關於是否誠實告知病情的意義與相關之影響，有過各式各樣的議論及審視。整體來看，還是如實告知會比較好，於是才演變至今時的狀況。

即便隱瞞實際病情，大部分的患者還是多少能察覺自己的徵狀。而且在那之後，患者亦將產生對醫師的不信任及疏離感，甚至對病情抱持無謂的憂慮，徒增患者的心理負擔。明白告知病情，能讓醫師與患者建立起信賴關係，間接促使治療更加順利。

匡正對癌症的嚴峻印象

我從一九八〇年代初期，便積極執行向癌症患者誠實告知病情的方針。當年的社會對於癌症告知與其相關連的認知度還很低。然而，我仍試著盡量如實向患者稟報，並且親身體會到，詳細瞭解自己病情的患者，連帶其家人獲得幸福感的比例壓倒性地高。這是因為，當事人能確實面對自己的人生，家人更有了機會加深與患者間的感情。

理所當然地，所謂的告知可不是義務性的說明而已。依據患者的病狀、情緒狀態、家人的意願等，每一次的告知都要個別考慮許多因素。必須想辦法降低患者本身的心理負擔，同時也要讓患者的家人們確實理解並支持才行。

時至今日，好不容易演變到有了全國性、針對醫療人員的癌症告知概念之教育體制的狀態，對於告知的方法，也有了意見交流的空間。然而，在還有許多醫師苦於無法順利執行癌症告知的現況下，我也試著與其他醫師們分享好的告知方式，希望能藉此扭轉癌症長年以來深植眾人心中的形象，我認為這點也是我很重要的使命。

第五章

Chapter 5

「笑著邁向往生」之必要條件

朝日俊彥

您想帶著怎樣的心情離世呢？

大約自二十年前起，我有幸以「衰老」、「疾病」及「死亡」等主題進行多場演講，其間時常向聽眾們提出這樣的問題。

「您希望安穩地嚥下最後一口氣嗎？」

幾乎所有人都回答「但願如此」。

「希望帶著笑容死去」、「想要懷著幸福的心境迎向往生」此等心願應是所有人類共通的期望。

請您想像一下，自己躺在床上死去時的姿態。這個時刻，您的心情會是如何呢？是否面對死亡這道陰影而心懷憂慮，甚至感到恐懼呢？還是腦中塞滿了對自己人生的後悔之情及對未完成之事的掛心，乃至內心苦楚如火燒呢？說不定也有會為了沒人來送自己最後一程的事實，而感到不滿或寂寞吧。

還是說，您會在踏上前往死後世界的旅程之前，被擁抱於平和及濃厚的安全感之下呢？說不定您能夠滿懷走過美妙人生之滿足感，以及對於援助自己人們的深切感激。若是能確實與家人或朋友、熟人好好道別而感到踏實，也是很不錯呢！

光是消除壓力也無法逃脫的，正是面對死亡的恐懼感。明知死期總有一天終將到來，仍會因不瞭解當下的狀況而憂心忡忡也是事實。不過勢必任誰都想在心滿意足與充滿安全感的狀態下，離開這個人世。

心情是可以自己整頓的

死亡時的那一瞬間，會感到幸福亦或不幸，決定性的因素因人而異，不過大抵都在於「肉體」與「心靈」的幸福程度吧！並且，對於大多數的人來說，有沒有一位情誼深厚的對象，在旁送自己上路也是很重要的影響因素。

首先，讓我們先針對肉體來探討。若是因生病而即將死去的狀況，放置不管的話，身體理所當然地將產生不舒服的感受。肉體的狀態常常無法照著自己的想法發展，只能說著「請消除我的痛苦」並將一切交由醫生全權處理。而醫師這一頭，為此日日竭盡心力，加上醫療技術越來越發達，其實只要放心交給醫師去處理，某種程度上是可以就此放寬心的。

另外，欲與家人或朋友、熟人告別，也不太能全由自己決定。願不願意真心誠意地前來與自己道別，是對方的選擇。或是可以說，平常以怎樣的心態與對方接觸，便會在自己臨終時驗證這個成果。

另一方面，自己的情緒或心態，只要願意努力，確實可以依照自己的心意改變並好好整頓一番。「身體無法自由行動，但是心靈可以獲得自由，好好整頓後即可擁有幸福感。」若能理解這一點，心情也將更加輕鬆。

我以醫師的身份，參與了近四百人的臨終之時。其中，懷抱幸福感而離世的患者

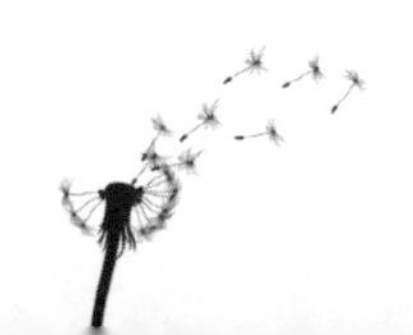

們，想法上有一個共通點。換一個方式來說，要想充滿幸福感地迎向往生，「以怎樣的心態或價值觀過活」是非常重要的一個條件。

因此在這個章節裡，我將以幾個故事為例，試著具體寫出這個條件的細節。

幸福地笑著邁向往生之條件

(一) 養成每天開心度日的習慣

在本篇第二章裡，我向各位提倡保持好心情過日子的習慣。本篇第四章則談論了罹癌也不會因此感到絕望的訣竅。當我們即將走向死亡時，這些習慣與訣竅也都能為我們帶來幫助。

死期將近之人，大多肉體衰竭、身於痛苦的漩渦中心，因而時常懷抱著對過往的不滿、對未來的憂慮，對他人的抱怨，甚至還會逐步增強。不少人更因此導致自己的生活被不幸的氣氛所籠罩。

不過，請明白，我們是有可能透過努力而避免這樣的情況。透過積極思考、表達感謝、時時留心替他人付出等切入點，練習以平靜且開朗的心境活在「當下」，並確實感受到如是實踐而得之美妙。這麼一來，即便面臨衰老、疾病，甚至死亡，均能成功邁向幸福。

試著讓自己過著此般生活，連同醫師、護士、家人等周遭的所有人也能帶著好心情看護或照顧您，更能產生每天期待著見到您的心情也說不一定。

(二)減少遺憾與掛心之事

當人生走向終點之時，除了積極正面地過生活之外，能夠讓我們獲得深切安全感或滿足感的，不外乎具體處理非常想實行之事以及心底掛念之事。

雖然無法概括所有的事例，我稍微舉幾個例子，談談他們「在壽命尚存時，確實完成應行之事」的過程。

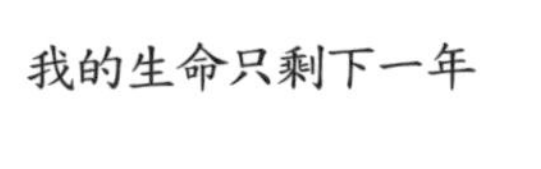

「謝謝。」——打從心底表示感激

首先是一名前身為國家鐵路局職員之男性的例子。

這位患者罹患前列腺癌，長時間反覆住院與出院。當事人年事已高，加上癌病變的發展業已來到特定的階段。於是他在與太太商討之後，開始抱持「一切全順其自然吧！」的念頭。我則遵循他們所期望的方向來安排治療計劃，兩夫妻最後共享了一段寧靜的時光。

事情發生在患者過世的三天前，當時躺臥在床上的他，望著妻子如是說。

「能夠跟妳一起幸福的生活，我很高興——謝謝妳。」

其後深深凝視著他的太太，笑著繼續說下去。

「我老婆可真是美人啊！」

妻子（同為高齡者）瞬間紅了臉頰，身體靠近床邊，攀到患者身上。

「孩子的爹呀、孩子的爹呀……」

這就是夫妻兩人之間，最後的對話。

患者過世的隔天，我前往參加葬禮，在目睹祭壇時嚇了一大跳。壇上所擺的照片不是當事人的遺照，而是一張映出感情和睦的夫妻生活照。

太太如是對我說：

「醫生，夫婦當中不管有誰先走，仍然心連心。我想陪伴在外子身邊，好好送他上路，所以選擇放上兩個人的合照來迎接前來參加葬禮的朋友們。」

有人這麼貼心地送自己最後一程，想必他先生會非常開心吧！

臨終時的一句感激的話語。短短幾個字，竟能如此填補離去的人與送行的人之心靈，讓我非常感動。

送行的人也要表達感激之情

接收到死期將近之患者的謝意，確實能療癒那些留在世上的身邊人。為促進悲傷

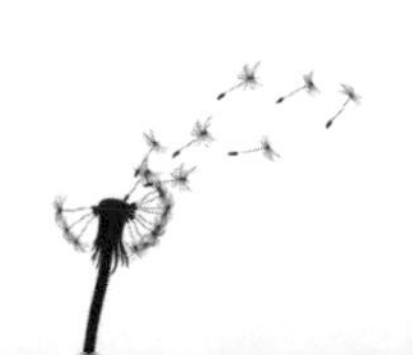

照護（支援與重要對象死別而悲痛慨嘆之人），我辦了一個聚集失去丈夫之妻子的集會，參加者當中，心情最為平靜的，永遠都是那些在丈夫臨終時得到「謝謝」一言的人們。

以前段所述之夫妻的例子為鑑，我想向大家強調，如果即將離世的患者有另一半，請患者如是對自己的伴侶傾吐。

假如患者為男性，請握著太太的手說「能跟妳在一起真是太好了，我很幸福，謝謝妳。」此時若像方才故事裡的男士又再補上一句「老婆真是美人啊！」效果更佳。

而即將送丈夫上路的太太們，我也總是建議她們：「先生有可能會向您道謝，屆時也請您務必回應他，告訴他『我也是衷心地愛著老公啊』！」甚至還可以再加上「你就放心先去，幫我（在死後世界）佔個好位置。我之後會跟上的。」

若是妻子這一方認為「沒有那種心情」、「太肉麻了」，我則會告訴對方：「就請當做說好聽話甚至演戲也沒關係，請一定要如此表達。」於是大家也漸漸有了能如實傳達的心境。

至於表達心意的時機，比較理想的是距離患者過世前還有一小段時間，當事人仍有清楚之意識且精神狀況良好的時候。不過即便是提早太多而顯得時機不對，也比什麼都不說要好上許多。

能與心愛之人交流此等心緒，患者本身亦將顯得心滿意足，有了「什麼時候離開都沒有遺憾」的念頭。

對內心掛念之事表達歉意

向應當道歉的對象確實表達歉意是非常必要之事。

容我訴說一名死於膀胱癌之七十幾歲女性的故事。

她是一位頗有氣質的女性，只不過身上總帶著一絲陰影，給人不透露真實心思的印象。

我察覺到這一點，進而連續拜訪該名患者的病房。同時每每向她勸說，「把心上的塵埃清乾淨會很輕鬆唷！聽說這樣可以在另一個世界得到幸福呢！」不過在我替她診治達三年左右為止，她仍一直維持著放不下心的樣子。

然而，就在某一天，我如常地拜訪她的病房，發現她的臉上掛著我從未見過的爽朗表情，我立刻詢問了理由。

「其實我跟女兒的感情一直不是很好……，我把女兒叫來這裡，衷心向她道歉。我說是我錯了……，然後我們就合好了。」

我與她接觸了三年的時間，初次聽聞這段故事。不方便過度探究隱私，不過從我至今均未見過女兒的身影，想必兩人原先處於幾乎斷絕關係的狀態。

「我覺得輕鬆多了。」

面對輕輕吐出這句話的她，我強烈感覺到，藉由消解長年以來的內心疙瘩、成功跳脫痛苦心境而飄散出的一股安心感。

在我聽聞這段插曲的三天後，該名患者便離開了人世。臨終時刻，至今為止在她身上的那一絲陰影已不復見，她笑容滿面地踏上另一段旅程。

活過許多年，不論是誰，都會有一、兩個非得道歉的對象吧！而在我們走向死亡時，將非常介意自己是否確實向這些對象表達了歉意。因此，可以的話請盡早向這些對象道歉並且重修舊好。

確實處理好財產與工作

先把自己的財產與工作相關的事務處理完畢，對於讓自己安心出發一事也有很大的作用。我有過一名男性患者，才四十幾歲，還挺年輕時便因腎臟癌而死亡。他原本是一家汽車板金塗裝公司的經營者。

我剛開始替他進行診療時，公司的生意似乎頗有成績。當事人也滿懷信心地說著「病會治好，我還想把公司做得更大」。他打算向銀行申請融資以擴張事業版圖，以社長的身份，引領整間公司繼續努力下去。

然而以他的病情來說，他的目標很明顯無法實現。我就著X光片向他如是說明：

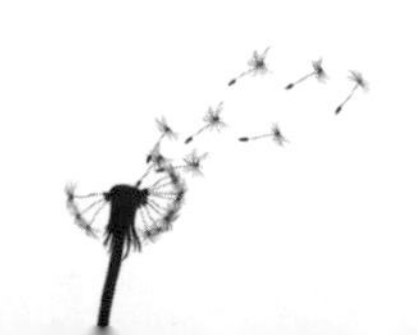

「您的病情狀態頗不樂觀，痊癒並恢復原本狀態的可能性很低，即便暫時性地好轉，也很難根治。公司的發展當然很值得關心，但還是請您多多考量公司員工以及家人們的未來。」

最初他似乎受了不小的打擊。其後仍然親手整理起自己身邊的事務，過段時間之後，跑來向我報告。

「我把工廠全賣了。賣到挺不錯的價錢。」

他成功給所有員工發了資遣費，並留下足以保障太太與孩子們之未來生活的金額。我認為他能在這麼短的時間下此決定，很了不起。其後，大概也因為他沒了需要擔憂的事，總是笑得一臉爽朗的樣子，令我印象深刻。

最後他在兩個月後離開人世。事業與財產等現實事務業已處理完畢，他更在死前的這兩個月之間努力回顧他的一生（參照二六四頁），離世時的表情極為安穩。

這已經是十幾年前的事了。當時知情同意的概念尚未普及，對於癌症與死期的告知，當時的醫生總是多有躊躇，連當事人及其家人都可能表示反對。

即便有著這樣的背景，我仍選擇如實傳達他的病情。這是因為，之前我妻子的叔父去世時，公司隨之倒閉，員工們唐突地沒了工作、頓失依靠。我覺得他們太可憐了！

因此我認為向他托出全盤之事實，讓他盡早整頓好身邊俗事才是比較好的作法；若是不願與他一起面對現實，而無謂地說著「努力治好它吧！加油吧！」，說不定他的公司也將隨著他的離去而倒閉，致使許多人流浪街頭。我想當事人肯定也不樂見這種事情發生。

類似這樣的例子還有很多。總的來說，別過度執著於「活著」及「延續壽命」，盡早開竅、詳實處理現實事務，更能心情輕鬆地離去。

為珍視的對象留下希望

對於心愛的對象，尤其是對方還很年輕的狀況下，自然期望他們能在自己死後，仍繼續懷抱希望。

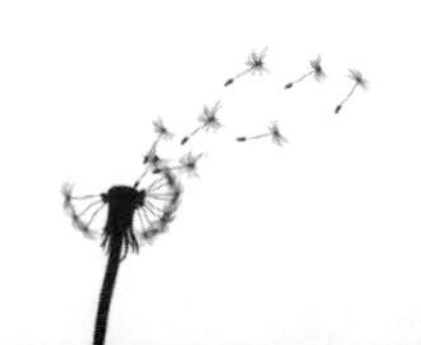

這是一位四十歲女性的故事。她是末期胃癌的患者，非常擔憂尚年幼之獨子的未來，不停悲傷地慨嘆著不能就此丟下他死去。對她來說，這件事比起自己的死還要令她痛苦。然而，於此情況之下，她並沒有任由自己埋沒在痛苦裡，而是說著「即便病入膏肓，我是否還有能替兒子辦到的事呢？」

正好那個時候，醫院為了替患者們提振精神而進行院內音樂會的企劃。頗具音樂造詣的她表示：「我想在這場音樂會上，為兒子獻上一首歌。」

然而該音樂會的舉辦日期在一個月後。我無法肯定她的壽命能否延續到那個時候，但我仍然表示贊同。

爾後她滿懷欣喜地積極練習。身懷著末期的癌症病狀，仍然熱衷地彈著鋼琴、努力練習唱歌。

很快地來到音樂會當天。

她讓深愛的兒子坐在身邊，成功地演奏出美妙的鋼琴樂聲、獻唱了一首歌。聽眾們也被充滿母愛的歌聲所浸染，流下了溫暖的眼淚。

其後，她撰寫了三封給兒子的信，這是為了才小學四年級的兒子，未來迎接與成長相關的節日時所準備的祝賀詞。

第一封是慶祝高中入學的信，第二封祝賀他的成人式，第三封則是要在他結婚時獻上的賀詞。

她在準備完這三封信後不久，嚥下了最後一口氣。臨終時刻，我向她問道：

「在四十歲這種不上不下的年齡，就必須踏上另一個世界的旅程，您是否有不甘心或是遺憾的感覺呢？」

由於我與她的交情頗為深厚，才敢提出此等難以開口的疑問。

「我在人生最後的一個月裡，順利地將內心掛念之事皆完成了。如今的我，能夠心懷滿足地離開。」

面對爽朗地侃侃而談的她，我銘感五內。

當我們必須留下重要的對象，而自行踏上前往死後世界的旅途時，如何讓留存於世的人繼續抱持「希望」，亦是極為重要的一件事；這是她教會我的。

（三）相信「死後世界真實存在」

現代越來越多人相信這個事實。

相信死後世界存在，並且認同「死亡並非永遠的別離」之人，能夠懷著幸福感邁向往生。

最近書店裡增加了許多屬於精神照護這個類別的書，相關主題之電視節目的收視率也不低，可以窺見確實有不少人對於另一個世界的真實頗為關注。

在我接觸無數患者的經驗當中，約有百分之七十的人相信有死後世界的存在。

我無法證明死後世界是否存在。然而，我對其存在深信不疑。演講會上也常接收到許多聽眾對於「死後世界」的提問。以當下聽眾們的反應來看，仍然得出約有七成的人相信死後世界的結論。

面對其餘約三成比例、不相信死後世界的患者們，透過我針對那個世界的反覆說明，絕大多數的患者也都漸漸轉而認同。

在醫界，也有不少人常時思索著關於死後世界的事。舉例來說，著有《罹癌也不用焦慮》一書的諏訪中央醫院安寧療護科主任醫師長平方真醫生，也在該書裡指稱「我時常有機會目睹那些抱持著『肯定死後世界的存在，一切才能說得通』念頭的患者們的行為舉止。」

長年待在醫療第一線的人，確實有很多事例，使人很難不去正視有另一世界存在的事實。舉例來說，許多人在死期將近之時，都會講述著「我見到（已不在人世的）某某人」、「（已過世的）父親來看我了」、「有人來接我了」之類的話語。

某一位婦女，在臨終前，表示先行離世的丈夫，從另一個世界來這裡觀察她的情況。她更接著說：「話說回來，外子在生前，嚴格來說是他死前三天的時候，強忍病徵，以跪坐的端正姿勢，深深向我行禮，感謝我至今為止的陪伴。想到我很快就能在那個世界與外子重逢，開心都來不及了，完全不害怕死。不過特地從那兒跑來看我的外子，身上竟然穿著睡衣，還真是有點那個呢……。等我去到那裡，得先幫他重做一套衣服才行。」如此侃侃而談的她，看起來非常開心。

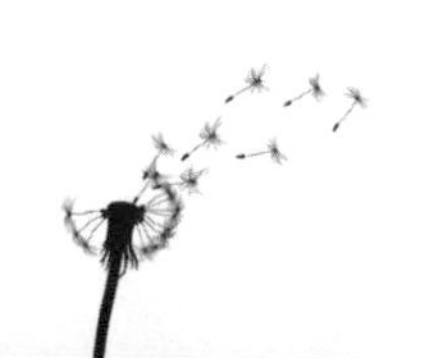

或許也會有人認為這些只不過是幻覺罷了。然而，有了這麼多的例子，相信人在臨終之際便已開始準備踏上前往死後世界的路程，並且先行離世的家人或朋友還會前來迎接，難道不會覺得這樣更加簡明易懂嗎？

通往另一個世界的旅途

相信死後世界真實存在，便能理解死亡不是結束，不過是朝向另一個世界踏出的第一步而已，那麼自然能從無助的恐懼感中獲得解放。

死亡絕非永遠的別離，光是想著「能在那個世界與死去的雙親及所愛之人重逢」，心境便能受到深刻的療癒。於此前提下，即將離去之人與留存於世之人，甚至能互相交換「謝謝你了，我先走一步囉！」、「我會在冥河對岸的花田裡等你唷！」之類的言語。我認為這是非常使人感動的景象。

於此，容我些微提及自己家裡的事。我的母親在臨終前，自己準備了葬禮上要獻給列席者的謝文。文章裡有這樣一句話。

「啊！真是開心，我馬上就能跟父母重逢了！」

思及母親懷著幸福感離去的心境，我也不禁深感喜悅。

瀕死經驗是很棒的教材

那麼，我們應該從哪兒學習關於死後世界的真相才好呢？一般人最常聽聞的，應該是有過瀕死經驗之人的言論。誠如文字所示，瀕死經驗就是面臨死亡之過程，爾後再度回到這個世界的經歷。有過這類體驗的人並不在少數，也出版過許多相關書籍。這些內容有許多共通點，我透過自己的理解，於後替各位做簡單的說明。

在靈魂完全脫離肉體之前，肉體產生的痛感似乎完全不會消失。剛離開肉體時，將能見證自己躺臥的姿態及清楚辨認出，圍繞在自己肉體周遭的醫生與家人的臉孔。甚至可能聽聞家人所說的話。所以，在剛斷氣之人的身邊，請別說些不得體的話。

接著此人將進入非常愉悅的狀態。類似用完中餐，在充滿陽光的房間裡，沐浴著陽光打瞌睡的那種舒暢感受。

緊接著將發現，生前交情深厚的對象突然現身在自己兩側。跟隨著他們前進，很快就能望見冥河。

來到冥河之時，許多人都講述著同樣的體驗。沐浴在溫暖的陽光下，有人來與自己談話，針對人生意義以及死前應行之事，進行簡單的說明。

首要的是，磨練出能對他人溫柔體貼之心境，也就是「施愛的重要性」。其次為明辨應行與不該行之事，也就是「『知』的重要性」。接著則是能夠引導此人，為了能夠認識到更多的事情，首先必須先從「相信」開始，也就是「『相信』的重要性」。許多人均表示，被告誡這三件事之後便回到了這個世界。

這些走過一趟靈界而回來的人們，異口同聲地說「不再害怕死亡」，並且熱烈訴說著「那是一個非常美好的世界」、「我被賦予了得在生前完成的功課」等內容。

認同上述之細節均屬實，自然不會再畏懼死亡，更將湧現希望。

這僅為其中一種角度，其他還有更多「學習死後世界真相的教材」，有興趣的讀者，請務必試著瞭解看看。

（四）坦率地接納死亡

試圖逃離本來就無法避免的死亡才是痛苦的根源

總算要開始談到更接近核心的概念了，若論能幸福邁向往生之人的條件，絕對不能漏掉的，正是坦率接納「死亡」的心境。

處於死期將近的情況下，要接受「自己快死了」的事實，真的是很難熬。然而，不論是我、現在閱讀本書的您、乃至您所深愛之人，大家總有一天都會死。誠如釋迦牟尼佛在兩千六百年前所提倡之論述，「生、老、病、死」實為人生的「真理」。

即便為真理，當死亡逐漸逼近的時候，人們大抵會否認這個事實。很容易放不

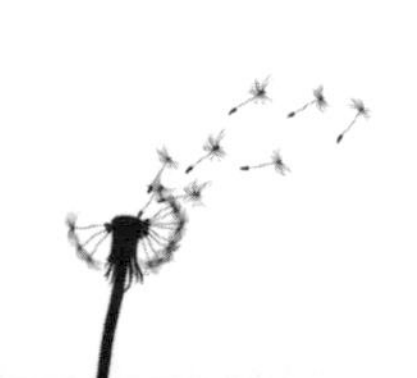

下，拚了命地不想死、努力嘗試延長壽命。我們人類似乎時常帶著宛如「自己不會死」的錯覺，努力嘗試與死亡對抗。

但是，不論我們怎麼抵抗，死亡依舊會來訪，正因試圖逃離本來就無法避免的死亡，才會衍生出許多苦楚。

接納「人總有一天會死」的事實，懂得嘗試「重視離世為止的歷程，盡量選擇能感到幸福的死法」的人，能夠紮實地幸福度日、幸福地死去。

嘗試解析死亡的可怕之處

即便我一介凡人，在此冠冕堂皇地揚言「無須畏懼死亡」，恐怖的事依舊會讓人覺得害怕吧！

那麼讓我們一起試著審視死到底可怕在哪裡吧！上智大學榮譽教授艾弗隆斯·迪根博士，將人們對死亡所感受到的憂慮與恐懼分析如下。（資料來源：《迎向死亡的

準備教育第三集 思考死亡》，艾弗隆斯．迪根著，Medical Friend發行。已絕版。）

1．對痛楚的恐懼

人們害怕自己承受不住臨終前的各種苦痛。

2．對孤獨的恐懼

人們害怕自己將死之時，會不會完全沒人搭理。

3．對不愉快體驗的恐懼

人們害怕於住院期間，被迫接受各種討厭的檢查。

4．對家族或社會造成負擔之恐懼

人們害怕自己的病情過於棘手，乃至可能長年臥床不起。

5．面對未知事物的憂慮

不理解死亡而生的憂慮之情。

6．伴隨對人生之憂慮而生的死亡恐懼

由於經歷過的挫折而無法肯定人生的人，面對死亡亦會採取負面態度。

7・對無法完美劃下人生句點的恐懼

人們害怕於中途放棄人生的使命。

8・思及自己將消逝於世的不安

想到自己的存在、實體將從這個地球上消失而產生不安全感。

9・與死後審判及罪孽相關的擔憂

源自宗教信仰之角度、針對自己人生歷程所犯下之錯誤而產生的憂愁。

迪根博士本身亦具備神父的身份，不過這段分析並未著重於基督教的觀點，我認為他將人們對死亡的恐懼原因解釋得非常清楚。

針對1的恐懼，肉體的痛苦可仰賴嗎啡等藥物去除；精神上的痛苦則能隨著實踐解除壓力之方法（參照本篇第二章）而消失。

2的話，只要確實表達感激之情、努力替他人付出，就不需要擔心了。

3、4的情緒則可透過放棄對延長壽命之執著而迴避。

5~9則能在學習並理解死後世界的真相後得到解脫。

透過這樣的方式，簡明分析出原因，在受到此等恐懼感侵蝕之時，針對不同原因展開對策，應能更輕鬆地應對之。

接納自身死期的二十歲大學生

接下來向大家談談，一位剛過二十歲便逝世的男大學生。

他的睪丸長了惡性腫瘤，來找我看診時，癌細胞已轉移至全身，狀態非常差。

向他的雙親說明病情後，大家均強烈表示對治癒之期望。若患者為八十歲的老人可能會馬上放棄，但是他才二十出頭，肯定也還有很多想嘗試的事情，會想要治好的心態亦為理所當然。順著此般意志，為求完全康復，我們開始了強效的治療。

雙親以及大學的朋友們都來為他打氣。

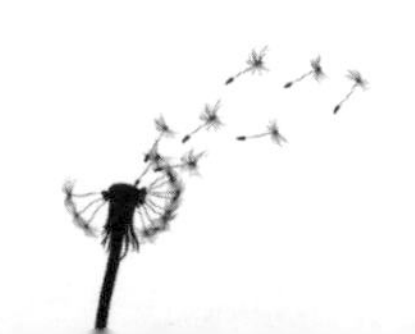

然而，隨著連日的痛苦療程，他的精神狀態越來越不穩定。

「為什麼我非得遇上這種事不可？」

「我聽話讀書、順利上了大學，正想好好努力，怎麼會變成這樣？」

藥物一度有了成效，然而在治療開始不到兩年時，病情復發、他也再度入院。以他當時狀態來看，幾乎已無治癒的希望。

此事實一確定後，患者的大學友人漸漸地未再現身於醫院。這也難怪，即便來探病，想必也不知道該跟當事人說什麼才好。

我一心想替他作些什麼，每天到病房拜訪他。

然而，究竟該如何才能幫助他整頓心境、怎樣才能替他分擔痛苦，我完全沒有頭緒。同時，我更十分明白正值壯年之雙親內心的煎熬，一家人的感情非常好，一同苦悶的景象也令人慨然心痛。

為什麼非得罹癌不可呢？面對嚴峻的病情，今後該如何面對每一天才好？

面對這些質問，我能回答嗎？我苦惱了好一陣子。

若是高齡的患者，我還可以用「是吸煙之類的生活習慣養成你的癌症」的角度進行說明。然而，面對這位一般程度地用功唸書考上大學，才剛成為大學生不久的他，要我議論他的生活習慣，還真的說不出口。

另外，我也試著思索，當人生的前路突然被堵住，我們又該如何在每天的日常生活中尋得希望呢？

最終，我得到的結論就是向他傳達靈性世界觀。「即便此世的壽命終結，也還有另一個世界。其實人是靈性的存在，人是會了修練己心才不斷輪迴轉生於世間的。會在人生這麼初期的階段就罹癌，肯定也是為了給你學習的機會。試著掌握這個道理，將這份智慧活用到下輩子……」我每天拜訪他，一點一點向他講述。

以死後世界是否存在為起頭，接續瀕死的經驗，乃至精神醫學的前世療法等話題，他頗為坦率地將這些說法聽進心底。隨著逐一採信的態度，他也漸漸接納了自己將死之事實。

據說某一天，他對看顧自己大小事的妹妹說：「哥哥剩沒多少日子，以後爸爸跟

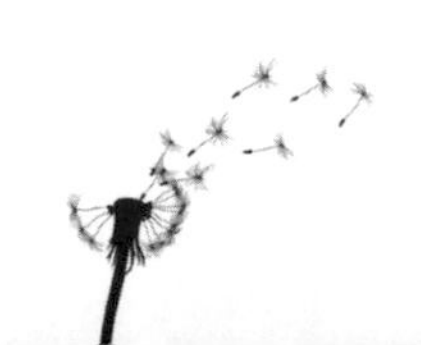

媽媽就拜託妳囉！」

爾後他更親手處置自己的物品，整納出堪稱遺物之外的東西。他著手準備邁向下一階段旅程的時期，大約是病情復發再度入住院後三個月、死前六個月，屬於挺早的時期。

他也對雙親傳達了滿懷愛意的訣別言詞，「感謝你們的養育」、「之後不能照顧你們，對不起」、「請原諒我讓你們承受送走親兒的痛苦」。

臨終前的那段時光裡，他的態度平淡到讓周遭大感訝異。即便是活到壯年的男性，也很難有人能到達他那樣的境界。嚥下最後一口氣時，他的臉上掛著極為安穩的表情。

死期將近的人，若能善加理解並接受事實，將帶來莫大之幸福感。每每回想起這位患者的事，我總不禁如是感嘆著。同時也深切體會到，納入來世觀的世界觀，對於幫助人們接受死亡，有著非常強而有力的光芒。

（五）深切回顧自己的一生

感謝之情將隨著提筆記錄的過程滿溢而出

待成功接納自己終將離世之事實，更進一步地「深切回顧自己的一生」，就能真正迎接幸福的臨終之時。

人生病之後，就能擁有更多獨自思考的時間。利用這段時光，回顧過往的自己，進入「衷心悔改」的心境，便能獲得清淨、坦率、謙虛的思緒。心情也將隨之轉為輕鬆，充滿幸福感。

具體來說，我會請患者採用以下的兩個方法。

第一個方法源自美國之安寧照護設施所製作的人生回顧「請讓我更瞭解你」（註）。這本小冊子透過回答幾個提問的方式，供填寫人回顧自己的人生。

填寫的人需要將可能影響自己的性格或人生的事件、體驗、回憶實際化為文字寫出來。由於提問的角度與內容非常優秀，大部分的人都會寫著寫著便不禁流下眼淚。我在採用這個方法時，特別推薦讓患者利用待在病床上、悠哉度過的時間裡，一邊咀嚼著自己的回憶，懷著平靜的心思提筆回答。

以下列出幾個小冊子所提出之部分提問。

·有關您的母親，在您的記憶當中，最先想起的是什麼事？
·有關您的父親，最先想起的又是什麼事？
·您的姓名是否隱含什麼特殊的意義？
·您跟哪一位家人感情最好？

註：位於美國華盛頓州「斯波坎安寧照護設施」提供的志工小手冊。日文翻譯與監修：山口大學．谷田憲俊教授。

・宗教之於您的家庭生活是否重要？
・（年幼時）有被取過暱稱嗎？有的話是什麼稱呼？您喜歡亦或討厭它？
・（年幼時）您希望自己長大後的職業為何？
・您於幾歲時離家？
・年輕時收到最感喜悅的禮物為何？
・請試著回憶（與結婚對象）第一次約會的事情。
・（夫婦的）平日樂趣為何？
・哪件事為您（人生當中）最值得驕傲的？
・哪件事為您（人生當中）最感到悲傷的？
・回過頭來看，您最幸福的時刻是什麼時候？
・請寫下（您的）孩子們小時候的幾個插曲。

這些問題在小冊子裡以不同大分類羅列著。

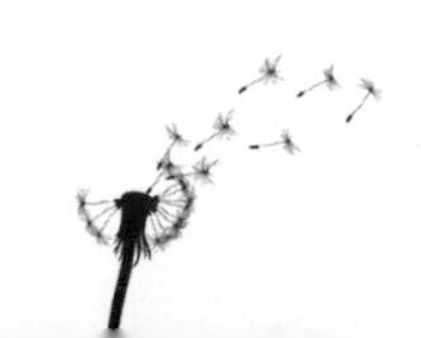

多數的人在回答這些問題的同時，憶起許許多多的過往，不禁心懷感謝之情，吐露著「那件事真值得感恩」、「得向他道謝才行」；也有人思索著「當時我對那個人真壞」、「我不該那樣作的」，而坦率地反省。

接著，第二個方法則是以自己的年紀區隔，個別寫下「自己為他人所做的事」以及「他人幫自己所做的事」。與人生評價的寫法不同，無需逐條填寫，可自由發揮。例如在筆記本的左邊寫下「他人幫自己做的事」，右邊寫下「自己為他人所做的事」也是一種不錯的寫法。

將這些事具體地化為文字，勢必將察覺自己「為他人所做的事少得可憐」，更多的人透過這個過程才初次理解到這個事實而大感訝異。

實踐過這兩個方法的患者們，總是充滿了感激之情及意圖回報的心態，而開始努力成為他人的助力。另外，抱持認同來世存在之世界觀的人，亦將想著「若是什麼都不做，下輩子又要面對同樣程度的人生」，進而察覺到自己在剩餘時光裡，應盡力之事，同時為日常生活製造出生命的意義與張力。

同時可當作遺物留給家人

這一本「請讓我更了解你」的好處在於，不僅能讓填寫的當事人感到幸福，更能成為留存於世上獻給家人們的遺物。

以下介紹一個因尿道癌過世之女性的例子。

當時這位患者已沒有體力寫字，便用口頭問答的方式，請她的丈夫抄寫，夫婦協力才完成這一份人生評價。

這對賢伉儷均為六十出頭之齡，由於距離平均壽命還有很長的時間，最初得知病情時，兩人受到不小的打擊。但是在完成這份人生回顧之後，太太的心境顯得極為平靜，臨終時更不斷向她的丈夫表達謝意。先生也沒有被悲傷擊倒，手持著與太太一起完成的那本人生回顧，滿臉喜悅地說著「這是妻子留給我的遺物」。

不論是將前往另一個世界的人，亦或是隨侍送行的人，若能透過臨終之時善加回顧自己的人生，即能對於這一段歷程表達肯定，並且內心幸福感滿溢。

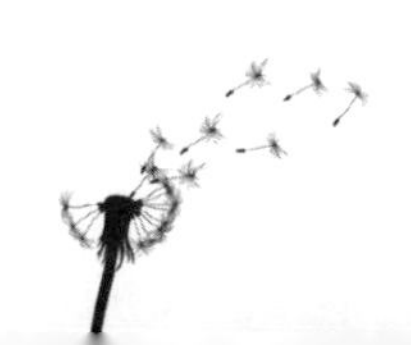

再也不必懼怕死亡

讀到這裡，您是否也跟我一樣深深感受到，在死時被幸福感擁抱是一件多麼珍貴的事呢？

測定這份幸福感的標準，並不在於我們能延長肉體壽命多久的時間。而是在於我們有沒有好好回顧過去、拂去心上的塵埃、整頓掛念之事，並對留存世上的親友及自己的人生抱持感恩，這是我得到的感想。

理由無他，因為我深信的真相並不是「死掉便一了百了」，死後世界勢必存在，「幸福地邁向往生，亦將連結另一個世界的幸福人生」。

我幾乎百分之百地向患者們誠實告知病情，偶爾也向他們談談來世的事，或是死前該如何重整自己的心靈。我會選擇這麼做，也是因為我明白若是抱持著如此來世觀，即可不再害怕死亡、安穩的離開這個世界。並且也希望患者能夠安穩離世，事先完成該做的事。終有一天，待我進入死後世界時，或許也有機會與他們重逢；我時常懷著這份期待，一次又一次地向患者們傳達這些意念。

關於這個主題，還有無限探究的餘地。期望今後也能繼續研究，與更多人共享這份美好。

第二篇 結語

將癌症視為「總有一天會降臨到自己身上的問題」，而感到恐懼的人越來越多。

我總是期望自己能盡力幫助人們消除這樣的念頭。值得慶幸的是，我自二十年前開始獲得許多站上講台的機會，到現在更收到來自全國各地的邀請。在這一篇中，我所負責的章節，正是大致整理出這些演講的內容所構成。

在閱讀完本書後，您是否有了「癌症其實不恐怖嘛！」的心境而感到安心呢？即便罹癌，只要正確選擇能夠維持幸福感的優秀「治療法」、「人生態度」及「心態」，便不需要害怕。

我在本書當中所提倡的人生態度或想法等等，也是長年於醫療第一線所接觸之無數患者教會我的道理。

同樣的病情，有人能幸福度日，也有人辦不到。懷著幸福感過日子的人，均有著不帶壓力生活的習慣。他們藉由話語的技巧，熟練地消除每天累積的小小壓力。而關於「死亡」這個對人類來說最大的壓力源，也有人透過「人死後，靈魂將繼續活在另一個世界，這場人生之經驗將活用於下一回的人生」之人生觀，或說世界觀來消除壓力。

有趣的是，在這些人身上，發揮強大之解除壓力作用的，是此人自己的習慣或深奧的人生觀、世界觀等，這些多為肉眼看不見，也無法透過科學或醫學證明的事物。

而我對這類的例子有所見聞，並閱讀各種書籍資料以進行研究之後，我也開始相信這些眼睛看不見的心靈之力量、認為有來世存在的世界觀等，尤其對於輪迴轉生的因果法則等佛教世界觀有了更強烈的確信。

我深刻體會到，試著相信，壓力就能逐漸減輕。

「人生是為了進行靈魂修行而被賜予的一段時間」。能夠瞭解生命的意義，我感到十分開心。即便發生痛苦的事，也能以「這件事的發生，是在教導自己些什麼呢？」的念頭，進行思索與忍耐，便不再害怕死亡。

為了讓自己在死後能前往更美好的世界，我試著每日反省自身，盡量不讓自己抱持太多煩惱（或負面的心境）。持續自省之後，心境越趨安穩，能以幾乎沒有壓力的狀態度日。最後致使現在已經六十歲的我，比起三十幾歲時還要健康硬朗，這也與我在本篇第二章所敘述之內容相呼應。

本書亦為經由這一番長年的學習經驗之心得。人生觀或想法的選擇——這個不需要花錢、每個人都能自己進行的方法，具備能確實使人變得幸福的效用，真的很值得感恩。將這個力量平等地賜予每個人的神佛，多麼慈悲為懷呀！這般心緒不斷地湧現於心中。

若是我此等小小的學習成果，能為各位的人生帶來一點幫助，那麼我亦將銘感五內。

二〇〇七年二月　朝日俊彥

参考文獻

《復活之法》（大川隆法著，日本幸福科學出版，目前尚未發行中譯本）
《人生的中繼站》（大川隆法著，中譯本由台灣「華滋出版」發行）

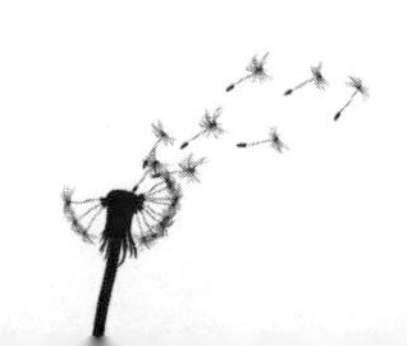

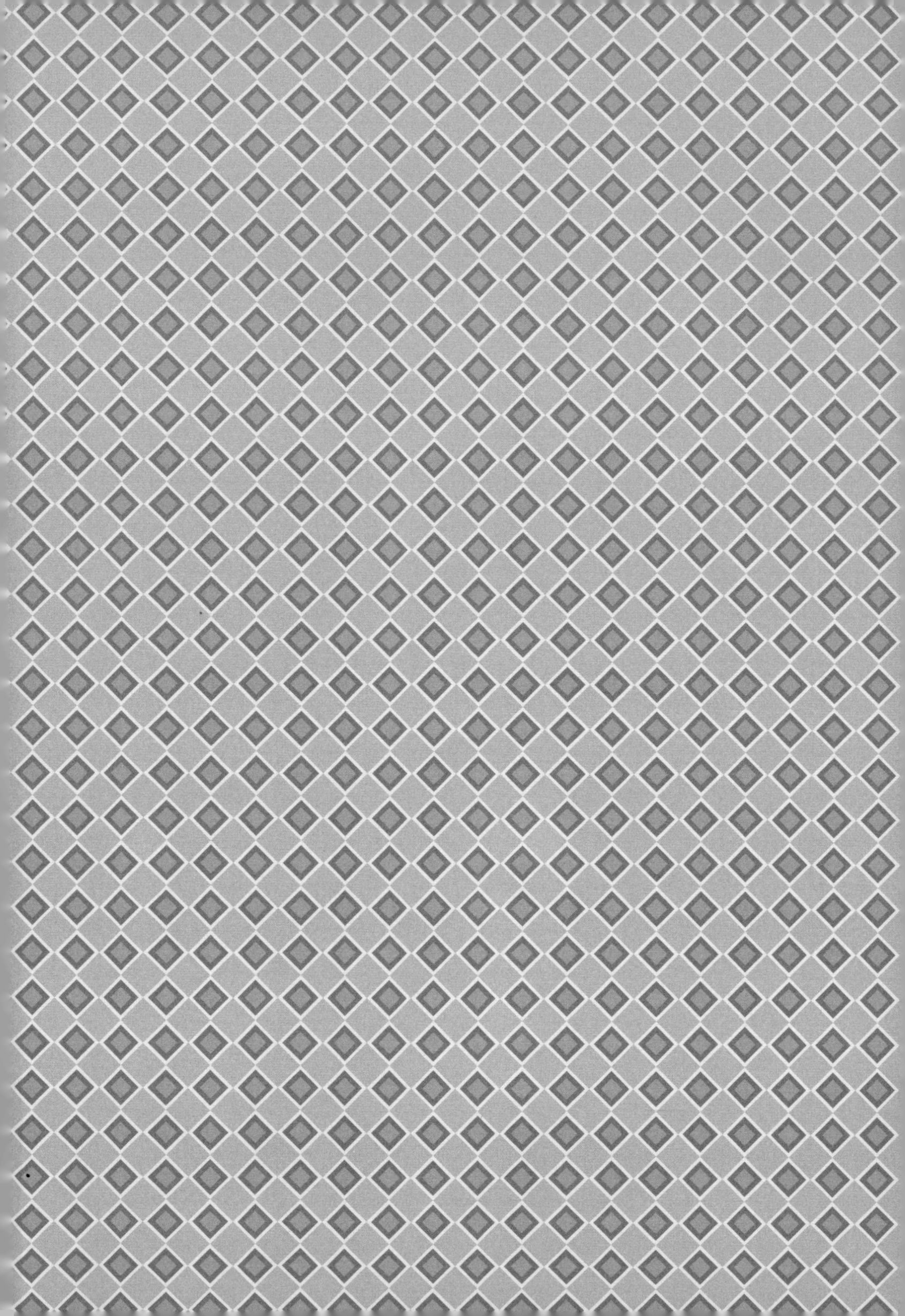

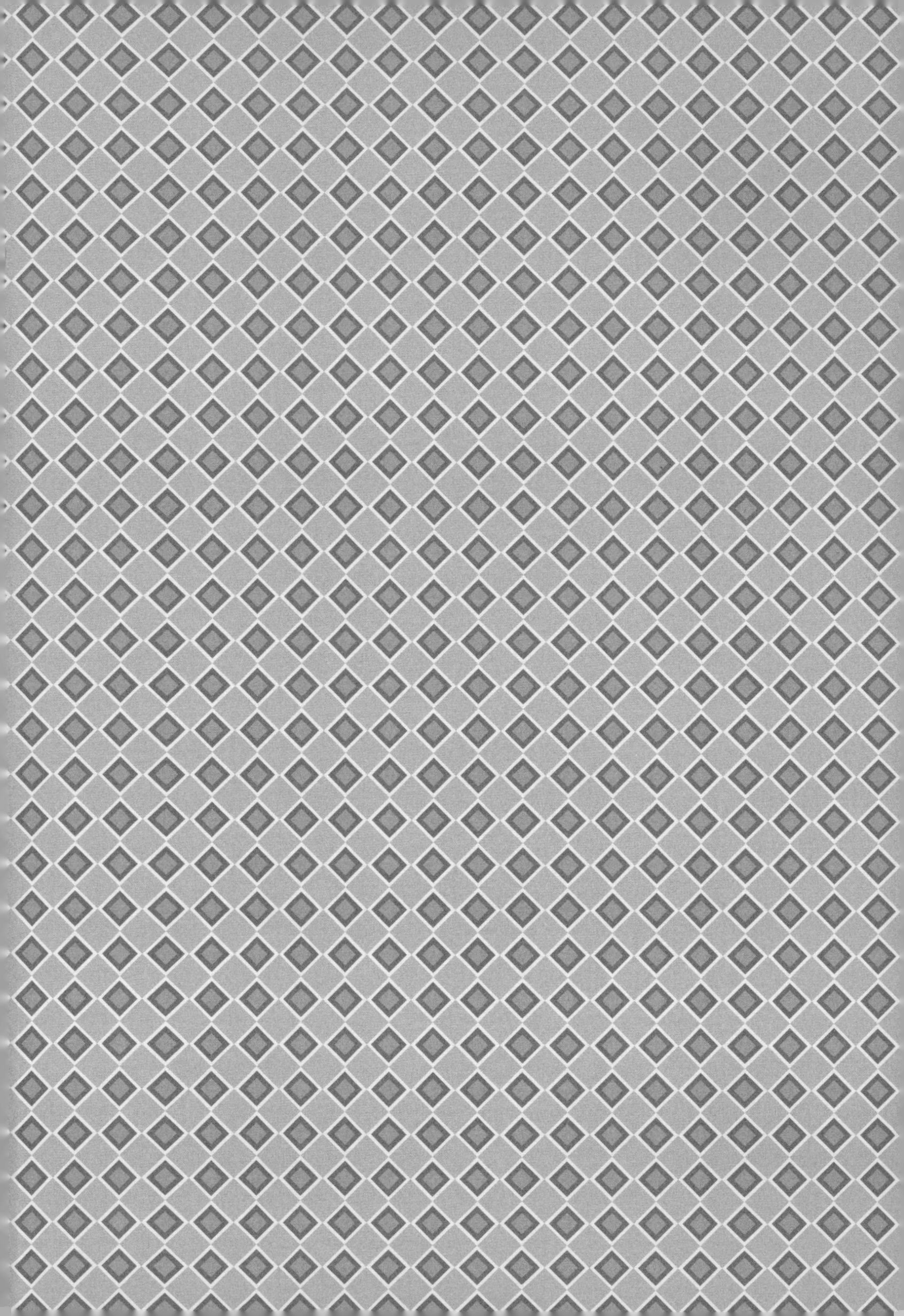